Dr. Angela Fetzner

Akupunktur -
Die heilende
Kraft der Nadeln

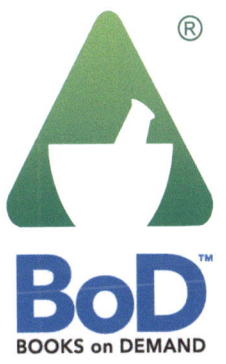

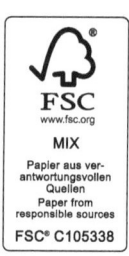

Bibliografische Information
der Deutschen Nationalbibliothek
Die Deutsche Nationalbibliothek verzeichnet
diese Publikation in der Deutschen National-
bibliografie; detaillierte bibliografische Daten
sind im Internet über http://dnb.dnb.de abrufbar.

3. Auflage 2020

Herstellung und Verlag: BoD
                                 Books on Demand,
                                 Norderstedt
Umschlaggestaltung:
ZERO Werbeagentur, München unter
Verwendung von Motiven von shutterstock.com
Buchsatz: Michael Raab
Cover-Foto: © hjochen   shutterstock.com

ISBN 9783744882606

Inhaltsverzeichnis

„Alle Dinge haben Zeiten des Vorangehens und Zeiten des Folgens,

Zeiten des Flammens und Zeiten des Erkaltens,

Zeiten der Kraft und Zeichen der Schwäche,

Zeiten des Gewinnens und Zeiten des Verlierens.“
(Laotse, 6. Jh. v. Chr., chinesischer Philosoph, Begründer des Taoismus)

Prolog

Immer mehr Menschen suchen bei Erkrankungen oder auch beim Wunsch, die Vitalität und Lebenskraft zu steigern, nach Alternativen zur Schulmedizin - und immer öfter werden diese Menschen bei der Traditionellen Chinesischen Medizin (*TCM*) fündig. Besonders die Akupunktur als eine der Hauptdisziplinen der *TCM* erfreut sich immer größerer Beliebtheit. Doch was versteht man eigentlich genau unter Akupunktur, und was bedeuten damit im Zusammenhang stehende Begriffe wie *Qi*, *Meridiane*, *Yin und Yang* usw.?

Viele Menschen haben nur vage Vorstellungen von der Theorie und Praxis der Akupunktur. So assoziieren viele Menschen mit dem Wort *Akupunktur* das Land China sowie alternative Heilmethoden - aber auch negative Bilder wie unerträgliche Schmerzen beim Nadelstechen und östliche Scharlatanerie machen die Runde.

Daher ist es die Intention dieses Ratgebers, Klarheit in diesen Dschungel der Vorstellungen zu bringen und dem Leser klares Wissen zu Theorie und Wirkungsweise der Akupunktur zu vermitteln.

Die Akupunktur ist eine Heilmethode der Traditionellen Chinesischen Medizin

Die Akupunktur ist eine Heilmethode der Traditionellen Chinesischen Medizin (TCM), bei der feine Nadeln in verschiedene Körperregionen gestochen werden. Auf diese Weise können Krankheiten geheilt, Schmerzen gelindert und das Wohlbefinden gesteigert werden.

Der Therapeut lenkt die Lebensenergie in die richtige Bahn

Grundlage der Akupunktur ist die Vorstellung einer fließenden Lebenskraft, - chinesisch Qi - auf welcher alle Prozesse des Lebens beruhen.

Ein gestörter Energiefluss – die Lebensenergie kann in diesem Fall nicht mehr frei fließen - wird dagegen für alle Arten von Erkrankungen verantwortlich gemacht. Durch Einstechen der Nadeln in sorgfältig ausgewählte Akupunkturpunkte können blockierte Energien wieder frei fließen, das aus den Fugen geratene Gleichgewicht des Körpers wird wieder hergestellt.

Alle wichtigen Informationen zur Akupunktur

In diesem Ratgeber wird der genaue Ablauf einer Akupunktursitzung geschildert, ferner die vorausgehende, gründliche Diagnostik. Weiter werden Wirkungsweise und Einsatzgebiete der Akupunktur erklärt, auch werden die Vorteile der Akupunktur gegenüber anderen Therapieformen dargelegt. Außerdem wird der Leser über Sonderformen der Akupunktur, wie bspw. über **Moxibustion** und **Ohrakupunktur**, informiert. Schließlich wird die Frage geklärt, was eine gute Akupunktur auszeichnet.

Basiswissen zur Akupunktur

Das Buch liefert wichtiges Basis- und Hintergrundwissen zu Grundlagen und Geschichte der Akupunktur, weiter werden die für die Akupunktur maßgeblichen Begriffe wie Traditionelle Chinesische Medizin (**TCM**), **Yin** und **Yang**, die Lebensenergie, **Meridiane** und Akupunkturpunkte erörtert.

Der gut verständliche Ratgeber möge dem Leser als Einblick in die spannende Welt der Akupunktur dienen.

Die Autorin berät und informiert als promovierte Apothekerin seit mehr als zwei Jahrzehnten zahlreiche Kunden. Als unabhängige Autorin und Apothekerin fühlt sich die Verfasserin dieses Buchs nur der Gesundheit und dem Wohl der Menschen verpflichtet.

Herzlichst Ihre Apothekerin Dr. Angela Fetzner

Allgemeines

Die Akupunktur ist eines der wichtigsten und gleichzeitig bekanntesten Therapieverfahren der Traditionellen Chinesischen Medizin. Das Wort Akupunktur hat seinen Ursprung im Lateinischen, es setzt sich aus den lateinischen Wörtern *Acus* (die Nadel) und *punctio* (das Stechen) zusammen.

Mithilfe von feinen Nadeln, die der Arzt in bestimmte Hautpunkte einsticht, versucht der Therapeut, Krankheiten zu heilen oder zu lindern sowie das Wohlbefinden zu steigern. Die Einstichpunkte – auch Akupunkturpunkte genannt – liegen über den gesamten Körper verteilt, und zwar auf sogenannten Energiebahnen (den *Meridianen*). Nach Ansicht der Traditionellen Chinesischen Medizin (*TCM*) fließt die körpereigene Energie – die im Chinesischen als *Qi* bezeichnet wird – unablässig in diesen Meridianen. Fließt die Energie gleichmäßig und harmonisch, ist der Mensch gesund. Ein gestörter Energiefluss wird dagegen für alle Arten von Erkrankungen verantwortlich gemacht.

Durch gezielte Stiche in die auf den Meridianen liegenden Akupunkturpunkte sollen Störungen im Fluss der Lebensenergie aufgehoben werden. Das Nadeln spezifischer Punkte soll hierbei die körpereigenen Selbstheilungskräfte aktivieren, der Organismus wird gezielt dazu angeregt, sich wieder selbst ins Gleichgewicht zu bringen. Gemäß diesem Verständnis gehört die Akupunktur zu den Umsteuerungs- und Regulationstherapien.

Akupunktur wird in der Traditionellen Chinesischen Medizin meist nicht als alleinige Therapieform angewandt, sondern zusammen mit anderen Naturheilverfahren wie Kräuterheilkunde/Arzneimitteltherapie, Ernährungslehre, Bewegungstherapie (bspw. *Chi Gong* und *Tai Chi*), *Tuina*-Massagen und Atemtherapie.

Die *TCM* kennt hierbei verschiedene Möglichkeiten, um auf die Akupunkturpunkte einzuwirken. Bei der klassischen Akupunktur werden Nadeln gesetzt, möglich ist aber auch die Reizung der Akupunkturpunkte durch Wärme (*Moxibustion*) oder durch Druck mit den Händen (*Akupressur*). Die sogenannte *Laserakupunktur* stellt eine Weiterentwicklung der klassischen Akupunktur dar.

Neben der sogenannten Körperakupunktur gibt es noch Sonderformen der Akupunktur, zu denen die Ohrakupunktur, die Handakupunktur, die Fußakupunktur, die Schädelakupunktur, die Augenakupunktur und die Gesichtsakupunktur gezählt werden. Die Körperakupunktur ist jedoch nach wie vor die am meisten verbreitete und angewendete Form der Akupunktur und bildet daher auch den Schwerpunkt dieses Buchs.

Geschichte der Akupunktur

Die Wurzeln der Akupunktur führen weit in die antike chinesische Medizin zurück. Die genauen Anfänge der Akupunktur sind dagegen kaum zu datieren. Man geht jedoch davon aus, dass die Akupunktur vor etwa 3000 Jahren in China entwickelt wurde. So wurden bei Ausgrabungen Stein- und Knochennadeln zu Tage gefördert, die darauf schließen lassen, dass die Akupunktur schon zu dieser Zeit als Heilmethode angewandt wurde.

Einer chinesischen Sage zufolge ist die Entdeckung der Akupunktur einem Zufall zu verdanken: Ein Soldat wurde vor etlichen tausend Jahren von einem Pfeil getroffen und dabei leicht verwundet. In der Folgezeit stellte er erstaunt fest, dass nicht nur die Wunde heilte, sondern auch die Erkrankung eines Organs, die ihn zuvor plagte. Diese Geschichte wird als (mythologischer) Beginn der Akupunktur-Therapie gerechnet.

Die ersten wichtigen Berichte zur Akupunktur tauchen während der Shang-Dynastie (ca. 16-11 Jh. v. Chr.) auf. In dieser Zeit kamen bereits Bronzenadeln zum Einsatz.

Viel später, in der zweiten Hälfte des 19. Jahrhunderts, kam es fast zum Niedergang der *TCM* und damit auch der Akupunktur, als westliche Mächte vermehrt Zugang zu den asiatischen Märkten gewannen. Zunehmend wurde die westliche Medizin und Wissenschaft auch in China eingeführt und es gab Überlegungen, die Traditionelle Chinesische Medizin ganz abzuschaffen.

Nach der Gründung der Volksrepublik China im Jahre 1949 kam es jedoch unter Mao Zedong zu einer staatlich vorangetriebenen Gegenbewegung. So wollte Mao Zedong die ländliche Bevölkerung bei begrenzten Mitteln und in Ermangelung an westlich ausgebildeten Ärzten nichtsdestotrotz gut ärztlich versorgt wissen. Daher trieb er die althergebrachte Medizin, die gerade in der ländlichen Bevölkerung verbreitet war, als kostengünstige Basistherapie wieder voran. Gleichzeitig wurden neue Hochschulen, welche die Traditionelle Chinesische Medizin lehrten, gegründet.

Als Nixon, der 37. US-Präsident, 1972 die Volksrepublik China besuchte, wurde die Praxis der Akupunktur weithin durch die Medien verbreitet und erlangte in den USA einen größeren Bekanntheitsgrad.

In Europa hat sich die Akupunktur ab der zweiten Hälfte des zwanzigsten Jahrhunderts (ab ca. 1970) verbreitet.

Ganzheitlicher Ansatz der Traditionellen Chinesischen Medizin

Die Traditionelle Chinesische Medizin unterscheidet sich von der westlichen Medizin durch ihren ganzheitlichen Ansatz. Alle Körperteile sind Teil eines Ganzen und bilden eine integrale Einheit. Alle Teile stehen untereinander in Beziehung sowie auch in Bezug zum ganzen Körper. Auch wird der Körper in Beziehung zur Umwelt gesehen. Gesundheit liegt dann vor, wenn innerhalb des Organismus und zwischen dem Körper und der Umwelt eine dynamische Balance von Yin und Yang vorliegt. Ein Ungleichgewicht zwischen *Yin* und *Yang* gilt immer als allgemeine Ursache einer Krankheit.

Weiter gilt es, sich mit dem Verständnis der Chinesischen Medizin von Mikrokosmos und Makrokosmos auseinanderzusetzen. So wird der menschliche Körper als Mikrokosmos betrachtet, in dem sich die großen kosmischen Zusammenhänge des Makrokosmos genau widerspiegeln. Daraus kann abgeleitet werden, dass die gleichen Kräfte, welche den Kosmos beherrschen, auch den Menschen selbst steuern.

Genau diese ganzheitliche Betrachtung des Menschen bedingt die zunehmende Popularität der Traditionellen Chinesischen Medizin auch im Westen gerade in einer Zeit, in der immer mehr Menschen von der Schulmedizin enttäuscht sind. Überdrüssig von der modernen Apparatemedizin, wenden sich diese umfassenden, alternativen Behandlungsmethoden zu - allen Fortschritten der modernen Medizin zum Trotz.

Denn in der Traditionellen Chinesischen Medizin wird die Sehnsucht des Menschen nach einer umfassenden Therapie gestillt und erfüllt, da bei dieser Heilkunst nicht nur das aktuelle Leiden oder das kranke Organ eines Menschen im Mittelpunkt steht, sondern der gesamte Zustand des Menschen genau betrachtet und geprüft wird. Weiter wird der Mensch in seiner Einzigartigkeit und Individualität respektiert, wahrgenommen und entsprechend behandelt. So gibt es in der *TCM* auch keine Standardtherapien, selbst bei exakt der gleichen Krankheit wird immer unterschiedlich und individuell behandelt.

Die Traditionelle Chinesische Medizin

Wenn man sich näher mit der Akupunktur beschäftigt, kommt man nicht umhin, sich mit der Traditionellen Chinesischen Medizin (*TCM*) zu befassen. So ist die Akupunktur ein Teilbereich der *TCM*, die *TCM* ist ihrerseits wiederum ein Teilaspekt der übergeordneten chinesischen Philosophie.

Bei der Traditionellen Chinesischen Medizin handelt es sich um ein Medizinsystem, das sich in China im Laufe von Tausenden Jahren entwickelt hat. Die *TCM* beruht auf dem Medizinverständnis der konfuzianischen Schule, deren Schüler fast alle Phytotherapeuten waren – also Ärzte, die ihre Patienten mit Heilpflanzen behandelten.

Nach den Grundsätzen der Traditionellen Chinesischen Medizin kann ein gesundes und langes Leben nur durch das Vorhandensein einer Balance zwischen Mensch, Natur und Kosmos erreicht werden. So wird der menschliche Körper als Mikrokosmos betrachtet, in dem sich die großen kosmischen Zusammenhänge des Makrokosmos widerspiegeln.

Das Prinzip von *Yin* und *Yang*, das aus dem Taoismus hervorgeht, bildet die entscheidende Grundlage dieses Gleichgewichts in der Natur, sowohl im menschlichen Organismus als auch im gesamten Kosmos. *Yin* steht hierbei für die weibliche Seite der Natur, weiter für Nacht, Mond, das Dunkle, den Winter – *Yang* dagegen ist das männliche Element, ferner Tag, Sonne, das Helle, der Sommer.

Yin und *Yang* sind zwei gegensätzliche, sich jedoch ergänzende und nicht voneinander trennbare Elemente, die sich ständig verändern, aber stets zueinander im Gleichgewicht stehen. *Yin* und *Yang* repräsentieren einen rhythmischen und harmonischen Kreislauf, der unterbrochen wird, sobald eines der beiden Elemente dominiert und die Oberhand gewinnt. Ist dies der Fall, kann die Lebensenergie nicht mehr frei fließen, was sich wiederum negativ auf die körperliche, seelische und geistige Gesundheit des Menschen auswirkt. Die Lebensenergie – im Chinesischen *Qi* genannt – zirkuliert ununterbrochen in den sogenannten Meridianen, das sind Energieleitbahnen, die den gesamten Körper durchziehen. Gerät diese Zirkulation ins Stocken, so kommt es Störungen und schließlich zur Krankheit.

Um die Gesundheit zu bewahren, ist es also wichtig, für ein ausgewogenes Verhältnis der beiden Polaritäten Sorge zu tragen. Die *TCM* geht davon aus, dass immer mehrere Faktoren zusammentreffen, wenn *Yin* und *Yang* ins Ungleichgewicht geraten. Zu diesen Faktoren gehören bspw. äußere Faktoren wie Kälte, aber auch innere Einflüsse wie ungünstige Emotionen (Angst, Zorn, Depressionen).

Zur Behandlung von Krankheiten stützt sich die TCM vor allem auf fünf wichtige Methoden:

- Kräuterheilkunde/Arzneimitteltherapie
- Akupunktur/Moxibustion
- Ernährungslehre nach *Yin* und *Yang*
- Bewegungstherapie (bspw. *Chi Gong* und *Tai Chi*)
- Atemtherapie
- *Tuina*-Massage

Allen fünf Methoden ist gemeinsam, dass sie in ganzheitlicher Weise auf den Körper wirken. Um die besten Erfolge bei einer Therapie zu erzielen, ist es unerlässlich, - gerade bei chronischen und hartnäckigen Krankheiten – mehrere Methoden zu kombinieren. So reicht bspw. zur Heilung einer chronischen Gastritis niemals nur die Akupunktur aus, auch die Ernährung muss entsprechend angepasst werden. Auch eine Therapie mit Heilkräutern ist unter Umständen vonnöten.

Gemeinsam ist allen fünf Säulen der *TCM*, dass sie das Ziel verfolgen, die ins Stocken geratene Lebensenergie wieder zum Fließen zu bringen sowie das gestörte Gleichgewicht von *Yin* und *Yang* wieder zu egalisieren – und damit den Menschen von seiner Krankheit zu befreien und ihn der Genesung zuführen.

Weitere Therapiemöglichkeiten der *TCM* sind bspw. Bäder, Meditation, Suggestion und Magie.

Die Diagnose in der TCM

Jede Akupunkturbehandlung erfordert im Vorfeld eine genaue Diagnoseerstellung nach den Prinzipien der *TCM*. Während in der westlichen Medizin eine gründliche Anamnese leider meist viel zu kurz kommt, sind in der *TCM* eine ausführliche Ermittlung des Gesundheitszustands und die Erstellung einer Diagnose unabdingbar. Die Erstellung einer exakten Diagnose setzt hierbei viel Erfahrung und Wissen voraus sowie eine umfassende Kenntnis der Traditionellen Chinesischen Medizin. Je nach Art der Diagnose wird die passende Therapie erstellt.

Die Diagnostik der *TCM* sieht den Menschen in seiner Gesamtheit - Ziel der Diagnose ist es, Erkenntnisse über Fließhemmnisse und Blockaden bzw. über Störungen der *Yin-Yang-Balance* zu erhalten. Nach diesen Erkenntnissen richtet sich die anschließende Therapie, wobei Diagnostik und Therapie stets eine Einheit bilden sollten. Die Erstanamnese umfasst je nach Patient und Krankheitsgeschichte etwa 1, 5 Stunden.

Die Diagnose wird aufgrund folgender Kriterien gestellt:

- Anamnese (Ausführliches Patientengespräch)
- Inspektion (Beschauen)
- Hören und Riechen
- Zungen- und Pulsbefund

Laboruntersuchungen und Apparatemedizin sind in der *TCM* nicht notwendig – im Hinblick auf eine umfassende, seriöse Diagnostik empfiehlt es sich dennoch, auch westliche Befunde in die Therapie miteinzubeziehen. Hierzu gehören v. a. Auswertungen des Blutbildes (Cholesterin-, Trigylcerid-, Zucker-, Harnstoff-, Leber- und Nierenwerte usw.), Ultraschalluntersuchungen, gemessene Blutdruckwerte usw.

Anamnese

Der Patient wird in der Regel zunächst nach seinem Allgemeinbefinden gefragt, weiter erkundigt sich der Arzt in aller Ausführlichkeit nach der individuellen Ernährungsweise, ferner nach der Qualität des Schlafs, nach der Beschaffenheit des Stuhls und des Urins usw. Auch etwaige Seh- und Hörstörungen spielen bei der Diagnosestellung eine Rolle. Weiter wird nach dem Kälte- und Wärmeempfinden sowie nach Schweißbildung gefragt. Auch Ermittlungen zum Krankheitsverlauf, zu früheren Erkrankungen sowie zu Erkrankungen innerhalb der Familie gehören zum Repertoire des *TCM*-Mediziners. Wie es um den Appetit des Patienten bestellt ist, und ob Schmerzen vorliegen, interessiert den *TCM*-Mediziner ebenfalls.

Anhand der Antworten des Patienten versucht der *TCM*-Mediziner, sich ein ausführliches Bild von der körperlichen und seelischen Verfassung seines Patienten zu machen und, um eine Vorstellung von der individuellen Persönlichkeit des Patienten zu erhalten. In der Regel ist die Anamnese viel individueller und gründlicher, wie es beim normalen Arzt-Patient-Gespräch üblich ist – was auch eine entscheidende Rolle für den Behandlungserfolg spielt. Deshalb ist es wichtig, dass der Arzt dem Patienten sympathisch ist und dieser sich in guten Händen weiß.

Inspektion/ Hören und Riechen

Der Arzt benutzt alle Sinne, um anhand der geschilderten Symptome, der äußeren Erscheinung des Patienten sowie der Untersuchung, zur Diagnose von Störungsmustern der Lebensenergie sowie dem Verhältnis von **Yin** und **Yang** zu gelangen.

Zunächst betrachtet der Mediziner die äußere Erscheinung des Patienten, seinen Körperbau, seine Haltung, weiter werden auch die Gestik und Mimik beobachtet. Bestimmte Körperpartien wie Kopf, Augen, Nase, Mund, Zähne und Rachen werden besonders genau begutachtet.

Auch das Verhalten des Patienten wird bei der Beurteilung des Zustands des Patienten berücksichtigt.

Weitere wichtige Merkmale sind der Zustand von Haut und Haaren sowie die Gesichtsfarbe (blass, rot usw.). Ein gerötetes Gesicht kann bspw. ein Hinweis auf Blockaden oder Entzündungen im Körper sein, eine blasse Haut kann hingegen auf eine Schwächung eines Organs hindeuten. Auch Falten, unnatürliche Verfärbungen oder Schwellungen werden begutachtet. Altersunabhängige, vertikale Falten zwischen den Augenbrauen können bspw. Ausdruck einer Störung der Leber sein.

Ein erfahrener Arzt prüft ferner die Stimme des Patienten, seinen Atem, weiter stellt er Auffälligkeiten im Körpergeruch fest. Stark riechender Schweiß oder Mundgeruch geben bspw. Hinweise auf Füllezustände.

Zungendiagnostik

Eine wichtige Rolle zur Erstellung der Diagnose spielt auch die Betrachtung der Zunge. So geben die Form der Zunge, ihre Größe, die Farbe, die Beschaffenheit, die Feuchtigkeit, etwaige Beläge sowie ihre Vitalität wichtige Hinweise auf den Gesundheitszustand. So können bspw. charakteristische Risse, Schwellungen und Beläge auf bestimmte Krankheiten hindeuten. Die Zungendiagnostik spielt eine besonders wichtige Rolle in der *TCM*, da man die Zunge als Verbindung vom Körperinneren zur Außenwelt sieht. So kann anhand des Zungenbildes erkannt werden, welche Art von Störungen im Organismus vorliegen. Auch kann anhand der Stärke des Zungenbelags abgelesen werden, wie weit die Erkrankung fortgeschritten ist. Bei einem weißen, dünnen Zungenbelag steht die Krankheit meist am Anfang, während ein dicker, gelber Belag auf fortgeschrittene und tiefergreifende Erkrankungen hinweist.

Gemäß der Theorie der *TCM* ist außerdem jedem Organ ein bestimmter Bereich der Zunge zugeordnet. So liegen das Herz und die Lunge etwa an der Zungenspitze, in der Mitte der Zunge sind Magen und Milz positioniert und im hinteren Bereich der Zunge sind Darm, Niere und Blase lokalisiert. Leber und Gallenblase befinden sich am rechten und linken Rand der Zunge.

Um eine aussagekräftige Zungendiagnose stellen zu können, ist es wichtig, dass der Patient vor dem Termin keine vorübergehenden Veränderungen an der Zunge hervorruft. Solche Veränderungen können bspw. durch ein Abschaben des Zungenbelags zustande kommen, ferner durch den Genuss von Kaffee oder schwarzem Tee usw.

Pulsdiagnostik

Die Pulsdiagnose ist der Kernpunkt der *TCM*-Diagnostik, sie liefert ein sehr feines und genaues Bild über den momentanen physischen und psychischen Zustand des Patienten und ist daher für die Diagnosestellung unabdingbar. Der Puls wird hierbei oberhalb des Handgelenks mit mehreren Fingern an drei Punkten gefühlt. An den jeweils drei Pulstaststellen der Handgelenke können bis zu 28 verschiedene Pulsqualitäten gefühlt werden. Die jeweiligen Druckpunkte sind inneren Organen zugeordnet. Am linken Handgelenk sind es Herz, Leber und Nieren, am linken Handgelenk Lunge, Milz und Herzbeutel. Bei der Beurteilung des Pulses spielen die Geschwindigkeit (schnell oder langsam), die Tiefe (oberflächlich oder tief), die Form der Pulswelle (ausgedehnt oder knapp), die Strömung (weich oder hart) und der Rhythmus (gleichmäßig oder ungleichmäßig) eine wichtige Rolle. Die Art des Pulses zeigt v. a., ob eine Fülle- oder Leere-Erkrankung vorliegt. Während Fülle durch einen vollen, schnellen und kräftigen Puls charakterisiert ist, zeichnet sich Leere durch einen tiefen, langsamen und schwachen Puls aus. Der Pulsschlag hängt auch von den Jahreszeiten ab, im Sommer sollte er oberflächlich sein, im Winter tief. Deshalb ist es auch empfehlenswert, zu jeder Jahreszeit eine Pulsdiagnose durchführen zu lassen.

Um unverfälschte Ergebnisse zu erhalten, sollte der Patient vor dem Termin Ärger, Stress, Hektik sowie den Genuss von Kaffee vermeiden.

Untersuchung durch Betasten

Auch die ausführliche körperliche Untersuchung des Patienten gehört zur Diagnose der *TCM.* Großer Wert wird insbesondere auf die Untersuchung des Bauchs (Unter- und Oberbauch) gelegt, weiter wird die Körperoberfläche sowie Arme und Beine abgetastet.

Hinweis

Bezüglich der im Folgenden gemachten Ausführungen darf der Leser darauf vertrauen, dass die Autorin große Sorgfalt darauf verwendet hat, dass die Angaben in diesem Buch dem neuesten Stand der Wissenschaft entsprechen.

Die Erkenntnisse in der Medizin und Pharmazie sind jedoch niemals statisch, sondern unterliegen einem fortlaufenden Entwicklungsprozess. Alle Angaben können von daher immer nur dem aktuellen Wissensstand zum Zeitpunkt des Erscheinens des Buchs entsprechen.

Deshalb kann die Autorin für die gemachten Angaben und Empfehlungen keinerlei Verantwortung und Gewähr übernehmen. Die Durchführung der in diesem Buch dargestellten Anwendungen und Therapien erfolgt auf eigene Gefahr des Benutzers. Die Autorin übernimmt keine Haftung für Personen-, Sach- und Vermögensschäden aufgrund der Umsetzung der hier erteilten Ratschläge.

TCM oder Schulmedizin? - Integration von Schulmedizin und TCM

Der westliche Kulturkreis und damit auch die Schulmedizin ist geprägt von Ratio, also vom verstandesorientierten und wissenschaftlichen Denken. Diese Denkweise ist nicht zuletzt dem enormen Fortschritt und den großen Erfolgen in der Schulmedizin geschuldet. Diese Stärke der westlichen Medizin erweist sich aber auch gleichzeitig als ihre Schwäche. Denn viel zu wenig wird von der modernen Medizin die Ganzheitlichkeit des Menschen gewürdigt, viel zu oft werden Krankheiten isoliert und nicht im Zusammenhang mit dem gesamten Menschen gesehen.

Die Versöhnung von Schulmedizin und Naturheilkunde ist daher eine der größten Herausforderungen der heutigen Zeit. Standen sich Schulmediziner und selbst seriöse Naturheilkundler lange Zeit als Gegner gegenüber, so beginnt die Trennwand zwischen Allopathie und Naturheilkunde langsam zu bröckeln, man sieht beide Therapierichtungen nicht mehr als unvereinbar und zu gegensätzlich. Allmählich gleitet die Naturheilkunde aus dem Windschatten der Schulmedizin und schreitet selbstbewusst aus dem Zwielicht der konservativen Medizin heraus. So kommt es Schritt für Schritt zu einem Handschlag zwischen Schulmedizin und Naturheilkunde - ergänzen sich doch beide Methoden tatsächlich auf ideale Weise. Unstrittig ist hierbei, dass sowohl die Schulmedizin als auch die Naturheilkunde in geschulten, aber auch in helfenden und wohlgesonnenen Händen liegen sollte.

Der Mensch will als Ganzes, als Einheit von Körper, Seele und Geist, gesehen und auch so therapiert und bestenfalls geheilt werden. Er möchte nicht nur auf ein Organ, das kranke Organ, reduziert werden - so wie auch Krankheit und Gesundheit den ganzen Menschen betreffen, nicht nur einzelne Organe.

So sind viele Menschen von einer tiefen Sehnsucht nach einer sanften, ganzheitlichen Medizin erfüllt – und so ist es gerade auch die Chinesische Medizin, in welche viele Personen ihre Sehnsüchte und Hoffnungen projizieren. Eine vorbildliche Naturheilkunde ist eine Kunst - eine Heilkunst.

Was oder wer heilt den Menschen wirklich? Was wirklich heilsam ist, ist die Allianz aus der Kompetenz des naturheilkundlich arbeitenden Therapeuten, genauso aber seine Empathie und sein mitfühlendes, offenes Herz.

Der Mensch ist nämlich viel mehr als die Summe seiner „Einzelteile" - er will nicht vermessen und berechnet werden - sondern erkannt, verstanden und achtsam behandelt werden. Nicht nur ein Einzelteil ist defekt - Krankheit ist stets auch Ausdruck einer Disharmonie des ganzen Körpers, dessen Balance aus dem Lot geraten ist. Auch Gesundheit betrifft den ganzen Körper und ist Ausdruck von Lebenskraft und Vitalität.

Vielfach ist von einer Entfremdung von Arzt und Patient die Rede - der Patient fühlt sich vom Arzt missverstanden, nicht wichtig genommen, zur Nummer oder zur defekten Maschine degradiert, die wieder repariert werden muss.

Der Arzt hat keine Zeit, nicht für die Nöte des Patienten, nicht für dessen Krankheit. Massenabfertigungen, schroffe Ärzte, Apparate-Medizin, die in Angst und Schrecken versetzt - all dies sind keine Motive, das Vertrauen der Patienten in die Ärzte zu stärken und wiederherzustellen.

Dabei ist Krankheit doch immer ein komplexer Vorgang, mit vielfältigen Ursachen – und deshalb sollte jede Therapie auch eine Kombination mehrerer Heilmethoden gewährleisten. Idealerweise arbeitet die Naturheilkunde Hand in Hand mit der Schulmedizin und ergänzt und bereichert diese - zum Nutzen und zur Zufriedenheit des Patienten.

Für viele Krankheiten gibt es noch keine kausale Therapie, im Sinne der Ganzheitlichkeit der Behandlung sollten dem Patienten deshalb verschiedene Therapieoptionen angeboten werden - Denn jeder Patient sollte ein Recht auf diejenige Behandlung haben, die ihm am besten hilft und ihm gut tut.

Primär sollten bei jeder Therapie zunächst die Selbstheilungskräfte des Menschen aktiviert und angekurbelt werden, der Körper soll dazu angeregt werden, sich selbst zu helfen und zu heilen.

Auch die Eigenverantwortung des Patienten ist eine wichtige Stütze bei der Wiederherstellung der Gesundheit, er selbst muss die Richtung zu einem gesunden Leben einschlagen – mit Unterstützung von schulmedizinisch und naturheilkundlich praktizierenden Ärzten.

Ideal ist es, beide Medizinformen zu verbinden, getreu dem Motto „Das Beste aus beiden Therapierichtungen sinnvoll kombinieren". So spielt die Schulmedizin die führende Rolle bei akuten Krankheitsbildern wie Herzinfarkt, Schlaganfall, Unfällen, Knochenbrüchen sowie bspw. auch bei Blinddarm- und Bauchspeicheldrüsenentzündungen. Auch bei schweren Krankheitsbildern wie Krebs, Parkinson, Multipler Sklerose, schweren Infektionskrankheiten und ernsten psychischen Erkrankungen wird man niemals auf die Schulmedizin verzichten können.

Bei vielen leichteren Beschwerden, wie funktionellen Magen-Darm-Beschwerden, Erkältungskrankheiten, Erschöpfungszuständen, leichten Depressionen und Ängsten sowie Schlafstörungen kann indes auf die Hilfe der Naturheilkunde vertraut werden. Auch bei chronischen Erkrankungen kann die alternative Medizin vielfach hilfreich sein, bei ernsten chronischen Erkrankungen kann die Naturheilkunde zumindest unterstützend zur Seite stehen.

Was die Akupunktur betrifft, ist deren Hauptdomäne die Behandlung von Schmerzzuständen – aber auch viele weitere chronische und akute Erkrankungen können mit Hilfe der Akupunktur geheilt oder zumindest gelindert werden.

Bei welchen Krankheitsbildern die Akupunktur zum Einsatz kommen kann, werden wir in den folgenden Kapiteln erfahren.

Akupunktur – Heilen mit Nadeln

Bei der Akupunktur werden mittels spezieller Nadeln bestimmte Akupunkturpunkte stimuliert und auf diese Weise eine therapeutische Wirkung erzielt. Die Akupunktur gehört infolgedessen zu den Umsteuerungs- und Regulationstherapien.

Nach den Vorstellungen der *TCM* wird der Mensch unablässig von *Qi* - der Lebensenergie - durchflossen. Diese Energie strömt kontinuierlich in bestimmten Energiebahnen, den *Meridianen*. Hierbei wird der gesamte menschliche Körper von einem Netz von Energiebahnen durchzogen. Dieses Fließsystem verbindet und beeinflusst nicht nur die Akupunkturpunkte, sondern auch die inneren Organe.

Gesundheit bedeutet aus Sicht der *TCM* immer ein ausgewogenes, harmonisches Fließen des *Qi*. Krankheit stellt dagegen einen Zustand dar, in dem die Lebensenergie nicht mehr richtig fließen kann, infolgedessen kommt es zur Verlangsamung des Energieflusses, zu Stauungen und Blockaden. Die Lebensenergie kann hierbei durch Hitze, Kälte, Feuchtigkeit, unpassende Ernährung, psychische Belastungen, Stress, Drogen, Alkohol und durch viele weitere Faktoren aus dem Lot geraten.

Und genau hier setzt die Akupunktur an: Mit dem Einstechen von dünnen Nadeln in sorgfältig ausgewählte Akupunkturpunkte kann ein gestörter Fluss der Lebenskraft wieder reguliert und harmonisiert werden. Weiter werden krankheitsauslösende Faktoren ausgeleitet und Blockaden gelöst, beeinträchtigte Stoffwechselvorgänge werden aufgehoben, sodass die Energie wieder frei fließen kann. Das gestörte Gleichgewicht von *Yin* und *Yang* wird wieder reguliert, sodass keine der beiden Polaritäten überwiegt.

Durch unterschiedliche Arten der Akupunktur kann eine anregende oder abschwächende Wirkung erzielt werden. So sieht die *TCM* vor, dass Schwäche angeregt wird, während Füllezustände gedämpft werden.

Die meisten Akupunkturpunkte liegen auf den *Meridianen*, die Kenntnis der einzelnen Akupunkturpunkte ist das Ergebnis Jahrtausende langer Forschung und Erfahrung. Neben den regulären Akupunkturpunkten gibt es Extrapunkte und Akupunkturpunkte außerhalb der *Meridiane*. Dabei handelt es sich um wichtige Akupunkturpunkte, die erst später im Laufe der langen Geschichte der Akupunktur entdeckt wurden. Diese Extrapunkte werden bei der Akupunktur miteinbezogen, um spezifische gesundheitliche Probleme positiv zu beeinflussen.

Um gute Resultate zu erzielen, ist neben einer umfassenden Kenntnis der chinesischen Medizin auch die richtige Nadeltechnik eine wichtige Voraussetzung für den Erfolg der Therapie. So gibt es bspw. Nadeltechniken, bei denen die Akupunkturnadel während des Einstechens gedreht wird. In Abhängigkeit von dem gewünschten energetischen Effekt an der zu akupunktierenden Stelle – ableitend oder auffüllend – werden unterschiedliche Akupunkturtechniken angewandt. Je nachdem, ob es sich bei dem Beschwerdebild um einen Fülle- oder Leerezustand handelt, wird die Nadel nach rechts oder links gedreht.

Eine zusätzliche Stimulation kann auch nach dem Einstechen erfolgen - z. B. durch leichtes Anheben und Absenken bzw. Drehen der bereits eingestochenen Akupunkturnadeln. Außerdem gibt es noch weitere Stimulationstechniken, wie z. B. die Klopftechnik oder die Streichtechnik.

Die Akupunktur verursacht - richtig durchgeführt - kaum Schmerzen. Auch qualitativ hochwertige Akupunkturnadeln ermöglichen ein schmerzfreies Einstechen.

Eine Akupunkturbehandlung sollte idealerweise im Rahmen anderer Behandlungsmaßnahmen der *TCM* wie Ernährungsumstellung, Bewegungs- und/oder Kräutertherapie durchgeführt werden.

Wie läuft eine Akupunktur-Sitzung ab?

Die Art der Akupunkturbehandlung wird anhand der Diagnose festgelegt. Durchschnittlich werden wöchentlich ein bis zwei Akupunkturbehandlungen durchgeführt, in Serien von zehn bis fünfzehn Behandlungen. Vor Beginn der zweiten Serie wird meist eine Pause von zwei bis drei Wochen eingelegt. Nach Abschluss der Behandlung, die je nach Schwere der Erkrankung mehrere Serien umfassen kann, sind meist noch einige Behandlungen zur Stabilisierung des Behandlungserfolges empfehlenswert. Bei erneutem Auftreten der Beschwerden sollte frühzeitig mit einer erneuten Akupunkturbehandlung begonnen werden, die in der Regel deutlich kürzer ist als beim ersten Behandlungszyklus.

Natürlich gibt es individuelle Therapiepläne, die von diesem allgemeinen Schema abweichen: Je nach Art der Erkrankung können auch mehr als zwei Behandlungen pro Woche oder eine längere Behandlungsdauer verordnet werden. Bei leichteren Beschwerden reichen dagegen oft wenige Sitzungen aus.

Die Behandlung läuft meist im Liegen ab, um eine entspannte und ruhige Atmosphäre zu vermitteln. Weiter sollte auf eine harmonische Umgebung geachtet werden - So sollte die Raumtemperatur ca. 24 °C betragen, der Patient wird mit einer Seiden- oder Wolldecke zugedeckt. Zusätzlich ist das Abspielen von leiser, entspannender Musik empfehlenswert.

Vor dem Einstich einer Nadel werden die entsprechenden Stellen und deren unmittelbare Umgebung leicht massiert. Bei einer Behandlung werden bis zu fünfzehn Nadeln verwendet. Die Nadeln bleiben üblicherweise 20 bis 30 Minuten in der Haut. Bei Kindern oder sehr empfindlichen Personen genügen kürzere Zeiten. Danach schließt sich eine Ruhezeit von ungefähr 15 Minuten an. Für den Patienten ist eine Mitarbeit an der Akupunkturbehandlung im Rahmen seiner Möglichkeiten ratsam. So sollte sich der Klient möglichst entspannt und im Vertrauen auf den Erfolg der Behandlung auf die Behandlungsliege betten. Aufkommende Gedanken, insbesondere wenn diese mit Ängsten, Ärger oder Sorgen verbunden sind, sollte der Kunde ziehen lassen und sich nicht auf bestimmte Gedankeninhalte konzentrieren. Der Kunde lässt sich idealerweise fallen und hält an nichts mehr fest. Eine ruhige, tiefe Atmung mit Betonung der Ausatmung unterstützt diesen Prozess. Eine tiefe Atmung – die Bauchdecke hebt sich bei der Einatmung und senkt sich bei der Ausatmung – löst Spannungen und Verkrampfungen im Körper und ermöglicht so eine Verbesserung des Energieflusses.

Voraussetzungen für eine Akupunkturbehandlung

Um sich einen bestmöglichen Behandlungserfolg zu sichern, sollte der Patient folgende Punkte beachten:

- Möglichst ausgeruht zur Behandlung erscheinen
- Keine vorherige Einnahme von Alkohol, Drogen oder Sedativa (Beruhigungsmittel)
- Kein starkes Hungergefühl
- Kein Verzehr von üppigen Mahlzeiten vor der Behandlung
- Nicht ausgekühlt sein
- Nicht im abgehetzten Zustand zur Sitzung kommen

Ohne „De Qi" keine erfolgreiche Akupunktur

Als **De Qi** – oder auch Nadelgefühl - bezeichnet man die individuelle Reaktion des Patienten auf die Akupunktion. Der Behandelte verspürt in der genadelten Stelle oder auch in einem entfernteren Körperteil eine spezielle Wahrnehmung, die sich bspw. als Ziehen, Spannungsgefühl oder auch in einem leichten elektrischen Schlag äußern kann.

Ein **De Qi** wird als positiv angesehen, denn es zeigt an, dass der Patient auf die Behandlung anspricht und der richtige Akupunkturpunkt getroffen wurde – Das **De Qi** fungiert gleichsam als Beweis für eine erfolgreiche Nadelung. Nach den Vorstellungen der **TCM** ist das **De Qi** entscheidend für den Therapieerfolg, es ist ein Zeichen dafür, dass das **Qi** wieder zum Fließen gebracht wird.

Ein **De Qi** mit einer entsprechenden Heilwirkung kommt nur bei einem intakten Nervensystem sowie bei optimaler Stichtechnik des Therapeuten zustande. Das **De Qi** bewusst auszulösen, gelingt dem Akupunkteur, indem er die Nadeln wiederholt dreht.

Beim Patienten können hierbei unterschiedliche Wahrnehmungen ausgelöst werden:

- Kribbeln
- Dumpfes Drücken
- Wärmewirkung
- Spannungsgefühl
- Ziehen
- Elektrisierendes Gefühl
- Warmes Gefühl
- Leichter Schmerz
- Schweregefühl

Das *De Qi*-Gefühl lässt üblicherweise nach ein paar Minuten nach. Manche Patienten berichten, dass nach dem *De Qi* die Arme und Beine sich häufig schwer anfühlen. Auch wird ein Gefühl stärkerer körperlicher Präsenz geschildert, zudem wird oft ein Gefühl des sanften Fließens im Körper wahrgenommen, was als das Strömen der Lebensenergie angesehen werden kann.

Akupunkturnadeln

- Meist werden dünne, sterile Einmal-Stahlnadeln aus rostfreiem Chirurgenstahl verwendet.
- Für spezielle Zwecke gibt es auch Nadeln aus anderen Materialien bzw. mit individuellen Beschichtungen. So gibt es neben Stahlnadeln auch Gold-, Silber- und Kupfernadeln (z. B. für eine tonisierende oder sedierende Wirkung). Akupunkturnadeln aus reinen Edelmetallen sind relativ kostspielig.
- Beschichtete Akupunkturnadeln verhindern Schmerzen beim Einstechen, da durch das Beschichten Rauheiten an der Oberfläche der Nadel beseitigt werden.
- Traditionell werden in der chinesischen Medizin unbeschichtete Nadeln verwendet.
- Es gibt Vollmetallnadeln und solche mit Kupfergriff.
- In der klassischen TCM werden bevorzugt Stahlnadeln mit Kupfergriff verwendet. Diese sind z. B. hervorragend zur **Moxibustion** geeignet, da Kupfer ein sehr guter Wärmeleiter ist.
- Im Handel sind auch Stahlnadeln mit Kunststoffgriff erhältlich – Diese ermöglichen ein leichtes Einstechen.
- Länge der Nadeln: 15 bis 50 mm.

- Dicke der Nadeln: 0,15 bis 0,30 mm (die chinesischen Nadeln sind meist etwas dicker).
- Für Kinder und besonders empfindliche Menschen werden vorzugsweise dünne Nadeln verwendet. Je kleiner der Durchmesser der Nadel ist, umso geringer ist das Schmerzempfinden beim Einstechen der Nadel. Dem verminderten Schmerzempfinden steht allerdings ein geringerer Reiz bei der Akupunktur gegenüber, so dass die Akupunktur in der Regel weniger wirksam ist als beim Einsatz von dickeren Nadeln.
- Die Länge der Nadeln variiert je nach Einsatzbereich: Kürzere Nadeln von wenigen Zentimetern Länge kommen vor allem im Gesichtsbereich zur Anwendung. Längere Nadeln über zehn Zentimeter werden für die Behandlung tiefer liegender Muskelstränge verwendet.
- Vergoldete oder versilberte Nadeln werden hauptsächlich für die Ohrakupunktur eingesetzt.
- Dauernadeln sind für die Ohr-, Hand- und Körperakupunktur erhältlich.

Oft werden neben der Nadeltechnik zusätzliche Stimulationsmaßnamen, z. B. **Moxibustion** oder Reizstrom, verwendet.

Wie wirkt Akupunktur?

Die Akupunktur setzt da an, wo ein oder mehrere Störfelder im Körper vorhanden sind. Aufgrund dieser Störfelder werden die Selbstheilungskräfte blockiert, die Lebensenergie kann nicht mehr frei fließen, das harmonische Verhältnis von *Yin* und *Yang* ist aus dem Gleichgewicht geraten. Da der gesamte Mensch in eine Schieflage geraten ist, bricht die Abwehrenergie des Körpers zusammen, der Organismus hat dann zu wenig Kraft, um die Krankheit aufzuhalten und zu bekämpfen. Infolgedessen resultiert meist ein chronischer und langwieriger Krankheitsprozess, dessen eigentliche Ursache mit Hilfe der Schulmedizin weder diagnostiziert noch behandelt werden kann. Um die Heilung in Gang zu setzen, muss zunächst der die Krankheit verursachende Herd gefunden und beseitigt werden. Dies geschieht mit Hilfe der Akupunktur.

Die Akupunktur packt hierbei das krankheitsverursachende Übel gleich an mehreren Angriffsflächen, sodass der Krankheit ein starkes Bollwerk entgegengestellt wird.

- Bei der Behandlung werden die entsprechenden Akupunkturpunkte, die entlang der Meridiane liegen, durch den Reiz der Akupunkturnadeln aktiviert. Durch den Stimulus der Nadeln werden die den Akupunkturpunkten zugeordneten Organe zur Selbstheilung angeregt. Bei der Akupunktur wird also nicht das erkrankte Organ selbst behandelt, sondern der **Meridian** bzw. Akupunkturpunkt, dem das Organ zugeordnet ist.

- Durch die Akupunktur werden Blockaden und Stauungen der Lebensenergie aufgehoben, die Energie kann wieder frei fließen. Auf diese Weise werden die Selbstheilungskräfte des Körpers aktiviert, der Organismus wird gezielt dazu angeregt, sich selbst zu kurieren.

- Durch die Akupunktur wird im Gehirn die vermehrte Ausschüttung körpereigener morphinartiger Substanzen (sog. **Endorphine**) und Neurotransmitter (z. B. **Serotonin**) ausgelöst. Während **Endorphine** Schmerzen lindern, hat das „Glückshormon" **Serotonin** eine stimmungsaufhellende und entspannende Wirkung.

- Durch die Akupunktur werden körpereigene Mechanismen zur Schmerzkontrolle aktiviert. Mittels Reizung bestimmter Akupunkturpunkte wird die Schmerzempfindlichkeit im Gehirnbereich gehemmt.

- Die Akupunktur führt über eine Stimulation der peripheren Nerven zu direkten Effekten am Rückenmark.
- Akupunktur ist eine Form der Regulationstherapie - sowohl das vegetative als auch das periphere Nervensystem werden durch die Akupunktur beeinflusst. Infolgedessen kommt es zur Entspannung des Nervensystems, Schmerz kann gelindert oder ganz beseitigt werden, ferner werden blockierte Stoffwechselfunktionen aktiviert.
- Krankheitsauslösende Faktoren werden ausgeleitet, die individuelle Konstitution wird gestärkt, Energieflüsse werden harmonisiert. Blockaden werden aufgelöst und Störherde beseitigt.
- Durch Akupunktur werden auch Reflexwirkungen ausgelöst. Durch Reizung von Akupunkturpunkten auf der Haut werden bestimmte Reflexe ausgelöst, die andere Körperbereiche beeinflussen können. So kann ein krankes Organ teilweise zu schmerzhaften Veränderungen auch in weiter entfernteren Muskel- und Hautpartien führen, bspw. kann es zu Verspannungen, Verkrampfungen und Durchblutungsstörungen kommen. Durch Einwirken auf diese Bereiche ist eine Rückwirkung (Reflex) auf das erkrankte Organ möglich.

- Insbesondere kommt es durch Akupunktur zur signifikanten Reduktion von Schmerzzuständen. Diese Wirkung beruht auf der Aktivierung oder Deaktivierung schmerzkontrollierender oder schmerzleitender Nervenzellen. Als Folge wird bspw. die Muskelkraft belebt, was insbesondere Patienten, die nach Schlaganfällen oder Unfällen unter Bewegungseinschränkungen leiden, zugutekommt.
- Das Immunsystem wird gestärkt, sodass die Akupunktur auch eine wichtige Rolle bei der Vorbeugung und Behandlung von Erkältungskrankheiten spielt. Durch die Aktivierung der Lebenskraft nehmen Vitalität und Lebensfreude zu.
- Bioelektrische Regulation: Alle Nerven- und Muskelvorgänge sind u. a. elektrische Vorgänge. Durch eine Stimulierung mit Akupunkturnadeln kann der Arzt bspw. die Polarität - d. h. die elektrischen Ladungsverhältnisse - der Muskelzellen beeinflussen. Folge ist eine verbesserte Durchblutung der umliegenden Muskulatur.

Indikationen für die Akupunktur

Die Akupunktur kann bei einer Vielzahl von Erkrankungen eingesetzt werden. Das Ziel der Akupunktur – und jeder anderen *TCM*-Behandlung – ist es jedoch, den ganzen Menschen zu behandeln und nicht nur die Krankheit, denn jede Krankheit ist stets auch eingebunden in die Gesamtheit des Organismus. So hat jede Störung eine ganz individuelle Entwicklung und entfaltet sich im Rahmen der individuellen Lebensführung eines Menschen. Auch sind die Ursachen für Erkrankungen meist multifaktoriell, d. h. eine Krankheit hat nicht nur einen einzigen Auslöser, sondern wird durch viele Ursachen begründet, die in unheilvoller Allianz zusammenwirken.

Einen weiteren Punkt gilt es bei den durch Akupunktur behandelbaren Krankheiten zu berücksichtigen: Auch bei der Akupunktur – wie generell in der Medizin – ist nicht immer der Wille, Menschen zu helfen, oberstes Gebot, sondern vielmehr steht der eigene Profit an erster Stelle. Betrachtet man sich die Webseiten einiger Akupunkteure, so muss man feststellen, dass man dort mit der Verzweiflung der Menschen bzw. mit deren Gutgläubigkeit auf unlautere Weise Geld zu machen versucht. So wird auf solchen Webseiten der Eindruck erweckt, dass es keine noch so schwere Krankheit gibt, die nicht mittels Akupunktur vollständig geheilt werden könne.

Von Impotenz als Anwendungsgebiet ist die Rede, weiter von Angststörungen, Depressionen, Panikattacken, Burnout. Auch bei Fruchtbarkeitsstörungen wird zu Akupunktur geraten, ferner bei Epilepsie (!), Lähmungen, Multipler Sklerose, Thrombosen, Ödemen und Lungenfibrosen.

Auch bei Mumps und Masern sei Akupunktur hilfreich. Ferner ist die Akupunktur ein Segen bei allen Arten von Augenerkrankungen wie Lidkrampf, Fehlsichtigkeit, Gerstenkorn, grünem Star, Glaskörpertrübungen, Makuladegeneration und bei Schielen. Selbst bei Bettnässen, Steinleiden, Nierenentzündungen, Inkontinenz sowie zur Empfängnisverhütung leistet die Akupunktur angeblich gute Dienste. Selbst bei schweren Krankheitsbildern wie Krebserkrankungen versage die Akupunktur nicht. Auch Alzheimer und Demenz stehen auf der Indikationsliste einiger Akupunkteure. Die Akupunktur hier also als Wundertechnik, die jede Krankheit heilen kann.

Auch wenn die Akupunktur bei einigen der genannten Krankheitsbildern unterstützend eingesetzt werden kann, so ist es doch unseriös, in diesen Fällen Heilung zu versprechen.

Als Anhaltspunkt für eine vertrauenswürdige Quelle der Krankheitsbilder, bei denen die Akupunktur erfolgreich eingesetzt werden kann, kann dagegen die Liste der WHO (Weltgesundheitsorganisation) angesehen werden.

Indikationen der WHO, bei denen Akupunktur sinnvoll eingesetzt wird

Eine Liste mit gesicherten Indikationen liefert die WHO (Weltgesundheitsorganisation). So empfiehlt es sich, sich anhand dieser Liste über die Möglichkeiten der Akupunktur zu informieren.

Erkrankungen des oberen Respirationstraktes

- Akute Sinusitis (Nasennebenhöhlenentzündung)
- Akute und chronische Pharyngitis (Rachenentzündung)
- Akute Rhinitis (Schnupfen)
- Allgemeine Erkältungskrankheiten
- Akute Tonsillitis (Mandelentzündung)

Bronchopulmonale Erkrankungen

- Akute Bronchitis
- Asthma bronchiale
- Pseudokrupp

Augenerkrankungen

- Akute Konjunktivitis (Bindehautentzündung)
- Zentrale Retinitis (Netzhautentzündung)
- Myopie bei Kindern (Kurzsichtigkeit)
- Katarakt (Grauer Star)

Erkrankungen der Mundhöhle und der Zähne

- Zahnschmerzen
- Schmerzen nach Extirpation (Zahnentfernung)
- Gingivitis (Zahnfleischentzündung)

Gastrointestinale Erkrankungen

- Ösophagus- und Kardiaspasmen (Speiseröhren- und Mageneingangskrämpfe)
- Singultus (krankhafter Schluckauf)
- Gastroptose (Magensenkung)
- Akute und chronische Gastritis (Magenschleimhautentzündung)
- Hyperazidität (Übersäuerung) des Magens
- Chronisches Ulcus duodeni (Zwölffingerdarmgeschwür)
- Akute und chronische Kolitis (Dickdarmentzündung)

Neurologische und orthopädische Erkrankungen

- Kopfschmerzen
- Migräne
- Arthralgien, Arthrose, Arthritis
- HWS-Syndrom (Halswirbelsäulen-Syndrom)
- BWS-Syndrom (Brustwirbelsäulen-Syndrom)
- LWS-Syndrom (Lendenwirbelsäulen-Syndrom)
- Karpaltunnelsyndrom
- Trigeminusneuralgie (Entzündung des fünften Hirnnervs)
- Periphere Neuropathien (Nervenentzündungen)
- Neurogene Blasenfehlfunktion
- Intercostalneuralgie (Schmerzen im Bereich des Zwischenrippenraums)
- Schulter-Arm-Syndrom
- Tennisellenbogen
- Ischalgien (Schmerzen im Bereich des Ischiasnervs)
- Hexenschuss
- Rheumatoide Arthritis
- Zosterneuralgie (Nervenschmerzen nach Gürtelrose)
- Phantomschmerzen

Herz-Kreislauf-Erkrankungen

- Funktionelle Herzerkrankungen
- Herzrhythmusstörungen
- Angina Pectoris
- Koronare Herzerkrankung
- Hypertonie
- Hypotonie
- Durchblutungsstörungen

Gynäkologische Krankheitsbilder

- Zyklusstörungen, Dysmenorrhoe
- Prämenstruelles Syndrom
- Klimakterisches Syndrom
- Mastopathie
- Frigidität
- Geburtsvorbereitung
- Geburtseinleitung
- Geburtserleichterung
- Laktationsstörungen

Psychische und psychosomatische Erkrankungen

- Depressive Verstimmungen, Depressionen
- Schlafstörungen
- Erschöpfungszustände
- Psychovegetatives Syndrom
- Unruhezustände
- Bulimie
- Adipositas

Entgiftungsbehandlung und Therapie-begleitung bei Suchterkrankungen

- Alkoholabusus
- Nikotinabusus

Urologische Erkrankungen

- Cystitis
- Reizblase

Hauterkrankungen

- Urtikaria (Nesselsucht)
- Neurodermitis

Insbesondere bei verschiedenen Schmerzzuständen hat sich die Akupunktur bewährt. So übernehmen viele gesetzliche Krankenkassen auch die Kosten der Akupunktur bei chronischen Lendenwirbelsäulenschmerzen und chronischen Schmerzen bei Kniebeschwerden (Gonarthrose). Auch Spannungskopfschmerzen und Migräne sprechen sehr gut auf Akupunktur an.

Ansonsten liefert obige Liste der WHO sinnvolle Anwendungsgebiete der Akupunktur.

Nebenwirkungen der Akupunktur

Im Allgemeinen treten bei sachgemäßer Handhabung der Akupunktur kaum Nebenwirkungen auf. Im Übrigen haben Studien gezeigt, dass die Häufigkeit von Nebenwirkungen mit der Erfahrung des Akupunkteurs abnimmt. Von Nebenwirkungen betroffen sind ungefähr 8 % der behandelten Patienten.

Zu den seltenen unerwünschten Nebenwirkungen gehören:

- Nadelschmerzen
- Auftreten von Hämatomen an der Einstichstelle
- Blutungen an der Einstichstelle
- Hautrötungen
- Kreislaufstörungen
- Schwindel
- Unwohlsein
- Insbesondere bei langer Verweildauer der Nadeln in der Haut (v.a. bei Dauernadeln) kann es zu Entzündungen kommen
- Kurzzeitiger Bewusstseinsverlust (sehr selten, insbesondere bei unsachgemäßer Behandlung oder bei zu starker Stimulation)

Kontraindikationen (Gegenanzeigen)

Bei folgenden Beschwerdebildern ist von einer Akupunktur abzusehen:

- Stark geschwächte Menschen
- Menschen in einem sehr schlechten Allgemeinzustand
- Akute lebensbedrohliche Erkrankungen, z. B. bei einem Asthmaanfall, bei akuten Ödemen usw.
- Erhöhte Blutungsneigung
- Einnahme von blutgerinnungshemmenden Medikamenten vom Cumarin-Typ sowie von neueren oralen Antikoagulanzien
- Bei geschädigter Haut (z. B. Verbrennungen, Ekzeme, Nesselsucht, Infektionen) dürfen die entsprechenden Hautstellen nicht akupunktiert werden
- Schwere psychiatrische Krankheitsbilder, z. B. Schizophrenie
- Bestimmte Nervenkrankheiten und Sensibilitätsstörungen der Haut (z. B. Polyneuropathie)
- Ansteckende Krankheiten (z. B. Tuberkulose)
- Epilepsie
- Maligne Tumoren (außer ggf. zur Schmerzstillung)
- Knochenbrüche, frische Verletzungen
- Schwangerschaft
- Kinder unter zwölf Jahre
- Auch bei unklarer Diagnose darf nicht akupunktiert werden

Was zeichnet eine gute Akupunkturbehandlung aus?

Eine Akupunktur kann in erster Linie dann als gut oder erfolgreich bezeichnet werden, wenn diese die Krankheit des Patienten lindert oder heilt. Gerade nach den ersten Behandlungen darf man natürlich keine Wunder erwarten - so wie Krankheiten meist nicht unvermittelt und plötzlich in unser Leben treten, so schnell verschwinden diese in der Regel auch nicht wieder. Gerade bei langwierigen und hartnäckigen Erkrankungen gilt es also, sich in Geduld zu üben und nicht voreilig die Segel zu streichen.

Dies gelingt in erster Linie, wenn ein vertrauensvolles Verhältnis zum Therapeuten aufgebaut werden kann. Wichtig ist, dass der Akupunkteur Ihnen zuhört, Sie und Ihre Erkrankung ernst nimmt, sich Zeit nimmt. Insbesondere die Anamnese sowie die Erstuntersuchung sollten sehr gründlich und sorgfältig abgehandelt werden – nur dann ist es auch möglich, dass der Therapeut die für Sie richtige Behandlung auswählen kann. Falls bei Ihnen während des Behandlungsverlaufs Fragen, Unklarheiten oder Unsicherheiten auftreten, scheuen Sie sich bitte nicht, Ihren Therapeuten darauf anzusprechen. Schließlich geht es um Ihre Gesundheit, das höchste Gut, das wir besitzen.

Während der Behandlungen sollten Sie sich wohl und entspannt fühlen – innerliche Anspannung und eine verkrampfte Haltung sind keine Motive, die Akupunktur zum Erfolg werden zu lassen.

Generell sind nur Ärzte und Heilpraktiker dazu berechtigt, Akupunkturbehandlungen durchzuführen. Um die Akupunktur ausführen zu dürfen, benötigen Ärzte das sogenannte Akupunktur-Diplom (Eine bestimmte Zahl an Unterrichtsstunden ist lt. Bundesärztekammer vorgeschrieben). In Zukunft wird das Akupunktur-Diplom jedoch nur noch als Zwischenprüfung angerechnet, deshalb werden bereits jetzt weiterführende Kurse zur Erlangung der Vollqualifikation angeboten.

Heilpraktiker haben dagegen verschiedene Institute und Schulen zur Auswahl, an denen sie die Akupunkturausbildung absolvieren können.

Mittlerweile gibt es auch Qualitätsstandards für die Akupunktur, so hat die Qualitäts-Initiative Akupunktur 2005 ein Papier mit sieben Leitlinien formuliert, welche die Grundlage für das Qualitätssiegel bilden. Das Qualitätssiegel wird an jene Akupunktur-Ärzte verliehen, deren Ausbildung und Wissen den in den Leitlinien und Standards genannten Ansprüchen für eine Qualitätsakupunktur genügen. Anhand des Qualitätssiegels können Ärzte signalisieren, dass sie fundierte Kenntnisse der Akupunktur besitzen und mehr können als wahlloses Nadelsetzen. So kann der Patient sicher gehen, dass er sich bei Vorliegen des Qualitätssiegels in erfahrene und kompetente Hände begibt.

Die Leitlinien schreiben u. a. vor, dass bei einer qualitativ hochwertigen Akupunktur neben der chinesischen Diagnose auch eine schulmedizinische Diagnose erfolgt. Im Mittelpunkt der Therapie steht die Regulierung von Störungen des *Qi*, die aus dem Lot geratene Lebensenergie soll wieder harmonisiert werden.

Weiter ist die Formulierung eines Therapieplans mit verschiedenen Therapiestrategien die Basis der Behandlung.

Die Information des Patienten in einem ausführlichen Gespräch über die Diagnose und den Therapieplan sind essenzielle Voraussetzungen für die Akupunkturbehandlung. Weiterhin sollte die Akupunktur in einer Umgebung durchgeführt werden, in der sich der Kunde geborgen fühlt.

Vorteile der Akupunktur

Der wichtigste Vorteil der Akupunktur ist, dass diese nicht nur die Symptome der Krankheit überdeckt, sondern diese direkt an der Wurzel packt. Durch das Beseitigen von Störherden (Störfeldern), welche oft die Ursache der Krankheiten sind, kann der Krankheit der nährende Boden entzogen werden und so die Heilung in Gang gesetzt werden. Zu den Störfeldern, die häufig unspezifische, aber chronische Beschwerden auslösen können, gehören bspw. chronische Entzündungen, wurzelbehandelte oder tote Zähne, aber auch Narben und Giftbelastungen.

Weiter können Krankheiten nach Auffassung der TCM immer auf einen gestörten Energiefluss zurückgeführt werden. Wird die Energie wieder ins Fließen gebracht, kann der Körper den Weg in Richtung Heilung selbst einschlagen.

Akupunktur ist weiter ein Verfahren, das sehr erfolgreich bei vielen verschiedenen Erkrankungen eingesetzt werden kann. Vor allem Schmerzen lassen sich sehr gut in den Griff bekommen. Ein weiterer Vorteil ist, dass die Akupunktur beliebig oft wiederholt werden kann und meist auch dauerhafte Ergebnisse bringt.

Auch die kaum vorhandenen Nebenwirkungen sprechen für die Akupunktur. Als Nebenwirkungen (siehe oben) kommt es meist allenfalls zu Nadelschmerzen oder zu oberflächlichen Blutungen, die jedoch nach kurzer Zeit abheilen.

Insbesondere in Zeiten knapper werdender Kassen im Gesundheitssystem stellen die geringen Kosten der Akupunktur einen weiteren Vorteil dieser Behandlungsform dar. Nichtsdestotrotz übernehmen die meisten gesetzlichen Krankenkassen nur die Kosten bei Schmerzen der Lendenwirbelsäule und/oder bei Kniegelenkverschleiß.

Die Kostenübernahme bei privaten Krankenkassen ist nicht einheitlich geregelt. Häufig übernehmen private Krankenkassen die Kosten für Akupunkturbehandlungen generell bei Patienten, bei denen sie gegen Schmerzen eingesetzt werden. Manche privaten Krankenkassen haben darüber hinaus einen großzügigeren Erstattungsrahmen auch bei anderen Krankheitsbildern.

Was bringt das Leben aus der Balance?

Um Krankheiten zu behandeln, orientiert sich das System der *TCM* an der Ursache, den Symptomen und der Art der Erkrankung. Hierbei ist zu beachten, dass man unter Krankheitsursachen in der westlichen Medizin und in der *TCM* nicht das Gleiche versteht. Während man im Westen z. B. Bakterien, Viren, ungünstige genetische Anlagen, mechanische Einwirkungen (z. B. Brüche, Verrenkungen) oder psychische Überlastung als gängige Ursachen von Krankheiten ansieht, hat man in China ein anderes Verständnis bzgl. der Wurzeln von Krankheiten. Dort sieht man die Ursache einer Krankheit v. a. in einer Schwächung der Selbstheilungskräfte des Menschen begründet.

Es geht in der *TCM* also v. a. und vorwiegend darum, die Selbstheilungskräfte zu stärken und die Widerstandskräfte des Körpers anzuregen. Schieflagen von *Yin* und *Yang* werden gezielt beseitigt, zudem wird die Lebensenergie wieder zum harmonischen Fließen angeregt. Krankheiten beruhen gemäß der Theorie der *TCM* auch nicht auf einzelnen Ursachen, sondern sind sie immer das Ergebnis eines komplexen, vielschichtigen Geschehens im Organismus. Krankheit ist hierbei immer ein langer Prozess, der sich über Jahre oder gar Jahrzehnte hinschleppen kann.

Die Therapiemaßnahmen richten sich nicht in erster Linie gegen die Krankheitserreger. Es ist also nicht oberstes Gebot, Viren oder Bakterien einzudämmen.

Vielmehr ist es die Intention, die Selbstheilungskraft anzuregen und etwaige Dysbalancen im Körper auszugleichen. Denn dann ist es meist auch gar nicht mehr nötig, Keime zu bekämpfen, denn ein gesunder Körper hält diese mühelos in Schach.

Nichtsdestotrotz gilt es, die gängigsten Ursachen von Krankheiten ausfindig zu machen. Da diese Ursachen auch in der Anamnese bei der Diagnostik der TCM eine Rolle spielen, sind diese im Folgenden aufgeführt:

- **Angeborene Konstitution:** Familiäre Risikofaktoren müssen bei der Erforschung der Ursache einer Krankheit berücksichtigt werden. Aus diesem Grund werden familiäre Erkrankungsneigungen in die Diagnose der *TCM* miteinbezogen, um eine etwaige ungünstige genetische Ausstattung eines Patienten feststellen zu können.

- **Emotionaler und geistiger Zustand:** Belastende Emotionen wie Stress, Sorgen, Ängste, Abneigungen, Neid, Eifersucht, Ärger, Zorn, Trauer können nicht nur die Psyche, sondern auch den Körper, schwächen. Verschiedene Organe, die in besonderer Wechselwirkung mit belastenden Emotionen stehen, tragen ein hohes Risiko, zu erkranken. Umgekehrt können physische Erkrankungen auch psychische Krankheiten auslösen.

- **Ernährung:** Fehl- und Überernährung gehören zu den häufigsten Ursachen von Erkrankungen. Geschmacksverstärker, Farbstoffe, Konservierungsstoffe und Reste von Pestiziden schwächen und belasten den Körper. Auch unregelmäßiges und hastiges Essen unter Anspannung und Zeitdruck gelten als Ursachen für Erkrankungen.
- In der chinesischen Medizin gelten insbesondere auch Nahrungsmittel, die das Verhältnis von **Yin** und **Yang** stören und aus dem Gleichgewicht bringen, als Ursache von zahlreichen Erkrankungen.
- **Umweltfaktoren:** Kälte, Hitze, Wind, Feuchtigkeit, Trockenheit
- **Wohnsituation**
- **Berufliche Tätigkeit**
- **Traumata:** Unfälle, tief sitzende seelische Verletzungen
- **Drogen**
- **Genussmittel:** Kaffee, Nikotin, Alkohol, Zucker
- **Medikamente**

Moxibustion – Nadelstiche und Wärme

Die **Moxibustion** ist eine besondere Form der Akupunktur und ist wie diese in der Traditionellen Chinesischen Medizin beheimatet. Das Wort **Moxibustion** setzt sich aus dem japanischen Wort **mogusa** – dies bezeichnet die getrockneten und fein geriebenen Fasern der Blätter des Beifußes (lat. **Artemisia vulgaris**) und dem lateinischen Wort **combustio** (Verbrennen) zusammen. Die sogenannte **Nadelmoxibustion** ist eine besondere Spielart der Akupunktur – Hier werden die Akupunkturpunkte nicht nur durch Nadelstiche, sondern auch durch Hitze stimuliert.

Hierzu wird **Moxawolle** oder -kraut auf eine bereits gesetzte Akupunkturnadel aufgesetzt und angezündet, auf diese Weise wird die Hitze des verglühenden Beifußkrautes über die Nadel direkt in die Haut geleitet.

Sobald der Patient ein starkes Hitzegefühl verspürt, wird die Hitzezufuhr eingestellt. Eine Sitzung dauert etwa 15-30 Minuten, die Behandlungen werden in weiteren, individuell festgesetzten Abständen, wiederholt. Eine **Moxibustion** sollte nur von einem erfahrenen Therapeuten durchgeführt werden, auch muss die Behandlung kontinuierlich überwacht werden. Nach der Behandlung sollte der Patient reichlich warme Getränke zu sich nehmen. Da die Therapie anregend ist, sollte sie nicht in den Abendstunden durchgeführt werden. Außerdem sollten zunächst die oberen Akupunkturpunkte behandelt werden, damit die Energie im Körper frei fließen kann.

Am Gesicht, am Kopf und an den Schleimhäuten dürfen keine **Moxibustionen** durchgeführt werden. Auch über Blutgefäßen und direkt über Knochenstrukturen darf die **Moxibustion** nicht angewendet werden.

Die **Nadelmoxa** wird auch als indirekte **Moxibustion** bezeichnet, da bei dieser Methode das **Moxakraut** ohne direkte Berührung mit dem Körper abgebrannt wird. Auf diese Weise werden nicht nur Verbrennungen umgangen, sondern bei dieser Behandlung werden die positiven Wirkungen der Akupunktur mit der Wärme des **Moxakrauts** vereinigt.

Neben anderen Formen der indirekten **Moxibustion** gibt es auch die direkte **Moxibustion**, bei welcher kleine **Moxakegel** direkt auf der Haut angezündet werden. Da diese Methode jedoch mitunter schmerzhaft ist und auch zu Verbrennungen sowie zu Vernarbungen führen kann, wird sie vorwiegend in China angewandt, in Deutschland dagegen nur äußerst selten. Die direkte **Moxibustion** gehört nicht zur Akupunktur, soll hier aber der Vollständigkeit halber erwähnt werden.

Das verwendete **Moxakraut** besteht aus feinen, getrockneten Beifußfasern. Zur Herstellung werden die im Frühjahr gesammelten Blätter gereinigt, getrocknet, zerrieben und zu einer feinen Watte aufbereitet. Wichtig für das gleichmäßige Verglimmen sind eine einheitliche Konsistenz der Fasern sowie deren Feinheit, welche die Brenntemperatur entscheidet. Je länger die Lagerzeit und je feiner die **Moxawolle** ist, desto hochwertiger ist die Qualität.

Unter Umständen wird die **Moxawolle** mehrere Jahre gelagert, um entsprechende Qualitäten zu erhalten. Die durch **Moxawolle** erzeugte Hitze ist mild, hat aber ein gutes Wärmeleitvermögen und dringt daher tief in die Haut ein, was beim Patienten für ein angenehmes Gefühl sorgt. **Moxawolle** lässt sich leicht entzünden und hat einen aromatischen Geruch. **Moxawolle** wird in verschiedenen Größen hergestellt: Die kleineren Größen eignen sich für die direkte **Moxibustion**, während die maximale Größe nur für die indirekte **Moxibustion** verwendet werden kann. Neben der erzeugten Hitze tragen auch verschiedene im Beifußkraut enthaltene Inhaltsstoffe wie ätherische Öle zur heilenden Wirkung bei.

Bei der **Nadelmoxa** dringt Wärme über die Akupunkturpunkte in den Körper ein. Auf diese Weise wird der Fluss der Lebensenergie **Qi** angeregt, das Gewebe und die Muskulatur werden erwärmt, Feuchtigkeit und Kälte werden dagegen aus dem Körper vertrieben. Durch die **Nadelmoxa** wird das **Yang** gestärkt, gleichzeitig werden Stagnationen in den Leitbahnen gelöst. Auf diese Weise wird der energetische Leere- und Kältezustand des Körpers beseitigt. Ferner wirkt die **Moxibustion** beruhigend und beeinflusst Stressreaktionen positiv. Auch die Durchblutung wird angeregt, ferner wird der Stoffwechsel aktiviert. Daher empfiehlt sich die **Nadelmoxa** bei allen Erkrankungen, die durch Kälte und Feuchtigkeit entstanden sind sowie bei Erkrankungen vom Schwächetyp.

Auch bei chronischen Beschwerden, bei denen der Patient ein Bedürfnis nach Wärme hat und die Beschwerden durch Zufuhr von Wärme gelindert werden, wird die **Moxibustion** eingesetzt. So gehören körperliche Schwäche nach schweren Erkrankungen, Erschöpfungszustände, Ängste, Depressionen, chronische Bronchitis, Asthma, Magen-Darm-Erkrankungen, Durchfall, Blasenschwäche und häufiges Wasserlassen zu den charakteristischen Einsatzgebieten der **Moxibustion**.

Auch Schmerzen aller Art, Muskelverspannungen, Erkrankungen des Stütz- und Bewegungsapparates werden erfolgreich mit **Moxibustion** behandelt. Weiter wird die **Nadelmoxa** auch prophylaktisch zur Stärkung des Immunsystems eingesetzt.

In der Schwangerschaft wird die **Moxibustion** bei Beckenendlage eingesetzt, um das Kind in Geburtsposition zu bringen und das Drehen des Kindes in Schädellage zu bewirken.

Bei Krankheitsbildern mit „zu viel Hitze" wie bspw. bei Fieber, akuten Entzündungen, Schlaflosigkeit und während der Menstruation dürfen keine **Moxabehandlungen** durchgeführt werden. Auch sehr hoher Blutdruck, heiße und geschwollene Gelenke stellen Gegenanzeigen dar. Bei Schwangeren darf nicht am Bauch behandelt werden, weiterhin nicht vor der 36. Schwangerschaftswoche.

Ohrakupunktur – Im Ohr steckt der ganze Mensch

Wenngleich einzelne Akupunkturpunkte auf der Ohrmuschel bereits sehr früh in China verwendet wurden, geht die Ohrakupunktur in all ihrer Komplexität auf den französischen Arzt Dr. Paul Nogier zurück, der in den 1950er Jahren die Ohrakupunktur gründlich erforschte und erarbeitete.

Nogier hatte zuvor von einigen seiner nordafrikanischen Patienten von einer traditionellen Behandlungsmethode erfahren, bei der durch eine Behandlung am Ohr Rückenschmerzen verschwunden sein sollen. So kam er zu der Erkenntnis, dass eine bestimmte Stelle am Ohr mit der Wirbelsäule verbunden sein muss – dies war der Beginn seiner umfangreichen Forschungstätigkeit bzgl. der Ohrakupunktur.

Demnach ist die Ohrakupunktur losgelöst von der chinesischen Akupunktur zu betrachten. Die Ohrakupunktur ist vielmehr eine eigenständige Methode, bei der man davon ausgeht, dass die verschiedenen Regionen des Ohrs jeweils bestimmten Organen zugeordnet werden können. Die Ohrmuschel kann folglich als ein Abbild des gesamten Körpers angesehen werden. Letztlich kann der ganze Mensch auf die Ohrmuschel projiziert werden, woraus auch der Spruch *„Im Ohr steckt ein ganzer Mensch"* resultiert.

Die Projektion des gesamten Menschen auf bestimmte Körperregionen nennt man **Somatropie** (von griech. *soma* = Körper und griech. *tropos* = Ort).

Bekannte **Somatropien** sind - neben der Ohrmuschel – auch der Fuß und die Zähne (bzw. auch die Zunge). Auch hier projiziert sich der Mensch auf eine Körperregion, und zwar auf den Fuß bzw. auf die Zähne. Die **Somatropien** des Fußes macht man sich bei der Fußreflexzonenmassage zunutze, die **Somatropie** der Zähne dagegen beim Ölziehen (Nähere Informationen zum Ölziehen sind bei Interesse meinem Ratgeber Die Ölziehkur – Entgiften und Heilen zu entnehmen).

Bei der Ohrakupunktur reizt der Therapeut bestimmte Akupunkturpunkte am Ohr, er setzt dazu Nadeln in die Haut der Ohrmuschel. Durch Abtasten des Ohrs stellt der Therapeut fest, welche Reflexpunkte am Ohr empfindlich reagieren. An diese Stellen werden feine Nadeln gesetzt. Das Einstechen kann Schmerzen hervorrufen, was als Zeichen gewertet wird, dass der zu diesem Ohrpunkt gehörige Körperbereich erkrankt ist. Nach der Behandlung sollte der Patient eine Ruhepause von etwa einer halben Stunde einplanen.

In bestimmten Fällen kann auch eine Dauernadel gesetzt werden, die für einige Tage im Ohr verbleibt.

Die Wirkungsweise der Ohrakupunktur ist ähnlich der der Akupunktur. Da bei der Ohrakupunktur jede Körperregion und jedes Organ mit einem Bereich an der Ohrmuschel korrespondiert, ist nicht nur eine Therapie möglich - Auch die Diagnose von Krankheiten ist üblich.

So kann eine Vielzahl von Störungen ohne großen Aufwand direkt am Ohr abgelesen werden, denn nur im Falle einer Funktionsstörung eines Organs ist der entsprechende Bereich am Ohr aktiv, das heisst gut auffindbar und für den Patienten oft auch schmerzhaft.

Die Ohrakupunktur wird für die Therapie besonders geschätzt, weil sehr schnell Erfolge verbucht werden können, insbesondere bei Schmerzen. Außerdem ist die Behandlung fast frei von Nebenwirkungen. Da für die Behandlung spezielle dünne Ohr-Nadeln verwendet werden, ist die Ohrakupunktur weitgehend schmerzfrei. Die Ohrakupunktur ist auch als Elektroakupunktur und als Laserakupunktur durchführbar.

Insbesondere bei folgenden Erkrankungen verspricht die Ohrakupunktur positive Resultate:

- Migräne
- Trigeminusschmerzen
- Ischiasschmerzen
- Gürtelrose
- Allergien
- Suchterkrankungen (z. B. Alkohol, Nikotin, Medikamente)
- Leichte Depressionen
- Leichte Angststörungen
- Schlafstörungen
- Konzentrationsstörungen
- Erkältungen

Qi – Die Lebenskraft

Im Mittelpunkt der Traditionellen Chinesischen Medizin steht die Vorstellung von einer im Körper fließenden Lebenskraft - auch Lebensenergie genannt - unter deren Einfluss alle Vorgänge des Lebens stehen. Diese Lebenskraft heißt im Chinesischen *Qi*.

Der ganze Mensch wird gemäß der chinesischen Philosophie von *Qi* durchflossen. *Qi* durchströmt jedoch nicht nur den Menschen, sondern die Lebenskraft ist die Grundlage allen Lebens. So wohnt die Lebensenergie auch allen Tieren, Pflanzen, dem Wasser, selbst dem Wind inne.

Die Lebensenergie ist in ständigem Fließen, immer in Bewegung. Wenn man gesund ist, fließt die Energie in Harmonie auf bestimmten Bahnen durch den Körper. Auch in allen Organen sammelt sich die Lebenskraft - Fließt die Energie ungestört, sind die Organe gesund und alle Vorgänge im Körper laufen reibungslos ab. *Qi* hat hierbei Einfluss auf alle Körperfunktionen: Alles wird von der Lebenskraft beeinflusst, sei es die Atmung, die Verdauung, das Immunsystem oder die Muskelbewegungen.

Qi übt eine Art Kontrollfunktion aus, es sorgt für den Schutz des Körpers, es fungiert als Transportmittel und überwacht Körperfunktionen wie Schwitzen, Stuhlgang usw. Seine Schutzfunktion besteht bspw. darin, den Körper zu erwärmen und diesen vor äußeren pathogenen Faktoren zu schützen.

Als Transportmedium bewegt **Qi** die Nahrung durch den Verdauungstrakt, ferner transportiert es das Blut durch die Gefäße und diverse Flüssigkeiten durch den Körper.

Qi zirkuliert hierbei auf bestimmten Energiebahnen, den sogenannten **Meridianen**. Die Energiebahnen, auf welchen die Lebensenergie strömt, vergleicht man gerne mit Flüssen. Ähnlich wie Flüsse ein Land durchziehen, ziehen Energiebahnen durch den Körper und versorgen diesen mit Energie. Strömt der Fluss ungehindert und mit der ihm angemessenen Geschwindigkeit, ist der Mensch gesund. Eine Verlangsamung oder Hemmung des Fließens oder gar eine Blockade des Flusses bedeutet dagegen eine Störung aller Lebensvorgänge.

Ein gestörter Energiefluss verursacht wiederum Erkrankungen. Der Fluss des **Qi** wird bspw. durch Kälte gestört, aber auch durch zu viel Wärme, durch falsche Ernährung, Stress, falsche Atmung, eine ungünstige genetische Ausstattung und psychische Belastungen.

Krankheiten können auch auf eine Schwäche oder auf eine Fülle der Lebensenergie zurückgeführt werden. Auch Blockaden im Strom der Energie können Krankheiten hervorrufen.

Meridiane – Bahnen des Lebens

Die Energiebahnen, die sogenannten *Meridiane*, durchziehen den gesamten Körper, um diesen kontinuierlich mit Lebenskraft zu versorgen.

In der *TCM* werden die Energiebahnen in zwölf paarige Hauptleitbahnen und acht Nebenmeridiane unterteilt. Auf den *Meridianen* sind 361 Akupunkturpunkte angeordnet, mit deren Hilfe man die Energieflüsse regulieren und beeinflussen kann. Durch die *Meridiane* fließt ununterbrochen ein gewisses Maß an Lebensenergie.

Die zwölf Hauptmeridiane sind jeweils spiegelbildlich und symmetrisch auf beiden Körperseiten paarig angelegt. Diese zwölf Energiebahnen werden jeweils einem Organ zugeordnet und stehen mit diesem in ständiger Wechselwirkung. Insofern können Organstörungen auf einen gestauten Energiefluss auf dem korrespondierenden *Meridian* zurückgeführt werden.

Weiter verlaufen die Meridiane in Längslinien und sind paarig als *Yin-Yang-Partner* angeordnet. Hiervon verlaufen sechs Meridiane - die *Yang-Meridiane* - von oben nach unten. Die *Yang-Meridiane* verkörpern das männliche, aktive, expansive Prinzip. Die weiteren sechs Hauptmeridiane - die *Yin-Meridiane* - verlaufen dagegen von unten nach oben. Sie verkörpern das erdende, nährende, weibliche Prinzip.

Dazu kommen u. a. noch zwei unpaarige *Meridiane* (das sogenannte Konzeptions- und das Lenkergefäß), die an der vorderen und hinteren Mittellinie des Körpers verlaufen.

Meridianumläufe

Bei den Meridianumläufen werden drei Umläufe mit jeweils vier verschiedenen **Meridianen**, von denen jeweils zwei auf der **Yin**- (Innen-) und zwei auf der **Yang**- (Außen-)Seite verlaufen, unterschieden. Unter einem Umlauf versteht man den Weg, den die Lebensenergie über die **Meridiane** einschlägt.

Da die Lebenskraft die Energiebahnen in einer bestimmten Reihenfolge durchfließt, ergeben sich auch zwischen aufeinander folgenden **Meridianen** energetische Verbindungen. Das bedeutet, dass Beschwerden an einem Organ durch Reizung verschiedener Punkte der entsprechenden Partner-Leitbahnen behandelt werden können. Umgekehrt sind die **Meridiane** sowohl mit dem eigenen Organ als auch mit dem Organ des gekoppelten **Meridians** verbunden. Dadurch wird verständlich, warum **Meridiane**, die den ganzen Körper überziehen, nicht nur das ihnen zugehörige Organ beeinflussen, sondern auch sämtliche Organe und Gewebe, die sich in ihrem Verlaufsgebiet befinden. So hat z. B. der Dickdarm-Meridian aufgrund seines Verlaufs Einfluss auf den Zeigefinger, das Handgelenk, den Ellbogen, den Deltoidmuskel, das Schultergelenk und die Nase.

Des Weiteren gibt es Zuordnungen von Meridian-paaren, Geweben, Funktionen und Sinnesorganen zu Meridianpaaren, die in bestimmte Funktions-kreise eingeteilt werden. Diese werden den fünf Elementen zugeordnet. Auch die Art der Zirkula-tion des *Qi* auf seinen Leitbahnen ist ein wichtiger Aspekt der Akupunktur: So führt bspw. die Ma-gen-Leitbahn vom Gesicht bis hinunter zum Fuß, d. h. auch ein Punkt am Fuß hat eine Verbindung zum Magen. Deshalb wird nicht nur lokal an den Stellen behandelt, an denen akut Beschwerden auftreten, sondern auch an den korrespondieren-den Stellen.

Akupunkturpunkte

Akupunkturpunkte sind bestimmte Stellen auf der Haut, häufig liegen die Punkte im direkten Umfeld von Knochen, Muskeln oder Sehnen bzw. zwischen diesen Strukturen. Über die Akupunkturpunkte kann man auf das System der darunter liegenden **Meridiane** (energieleitende Bahnen) zugreifen.

Man geht davon aus, dass die Lebensenergie **Qi** auf den **Meridianen** zirkuliert – über das Setzen von Akupunkturnadeln an den entsprechenden Stellen können Blockaden und Störungen im Energiefluss beeinflusst werden. Häufig vergleicht man Akupunkturpunkte auch mit einer Art Schleusen, welche dabei helfen, den Transport der Lebenskraft Qi zu beeinflussen.

Hierbei liegen über 360 klassische Akupunkturpunkte auf symmetrisch angelegten Hauptleitbahnen, die nach je einem Organ benannt sind. Ein erfahrener und kundiger Therapeut stimuliert bei einem Patienten genau jene Punkte, die den Energiestrom wieder zum Fließen bringen. Über die genaue Anzahl der Akupunkturpunkte herrscht übrigens keine Einigkeit, auch hängt die Zahl vom Zustand des jeweiligen Menschen ab.

Im Chinesischen werden die Akupunkturpunkte auch als Loch oder Vertiefung (chin. *xue*) bezeichnet, weil die meisten Punkte in Form von anatomisch tastbaren Dellen oder Löchern gut zu finden sind. So liegen die Punkte meistens in kleinen Vertiefungen zwischen Sehnen oder Muskeln oder in der Mulde eines Knochens.

Druckschmerzempfindliche Akupunkturpunkte werden auch als schmerzende Punkte (lat. *loci dolendi*) oder als Alarmpunkte bezeichnet. Alarmpunkte sind in der Nähe eines Organs lokalisiert und können schon frühzeitig auf eine Störung hinweisen.

Die einzelnen Akupunkturpunkte werden in die schon genannten Alarmpunkte unterteilt, weiter werden sie in antike Punkte, Zustimmungspunkte, Durchgangspunkte und Quellpunkte klassifiziert.

Akupunkturpunkte lassen sich nicht nur durch Akupunkturnadeln, sondern auch durch Druck stimulieren, so etwa durch den Druck des Fingers, der Hand, des Ellenbogens oder anderer Körperteile.

Yin und Yang – Die gegensätzlichen Pole

Alle Elemente unserer Welt sind dualistischer Natur: Tag und Nacht, Sonne und Regen, Flut und Ebbe. *Yin* und *Yang* sind die grundlegenden Ordnungsprinzipien der chinesischen Philosophie des *Taoismus* (chinesisch: *Lehre des Weges*), welche die dualistische Weltsicht vertritt. *Yin* und *Yang* sind allgegenwärtige Prinzipien - Sie sind nicht nur die Hauptpfeiler der *TCM*, sondern prägen alle Bereiche des Lebens (vgl. *Yin-Yang-Prinzipien* der traditionellen chinesischen Küche, *Feng-Shui*, Bewegungstherapien wie *Qi Gong* und *Tai Chi*).

Yin bedeutet aus dem Chinesischen übersetzt „Schattenseite des Berges" bzw. „schattige Uferseite des Flusses". *Yang* heißt dagegen „Sonnenseite des Berges" bzw. „sonnige Uferseite des Flusses".

Yin und *Yang* sind zwei entgegen stehende Elemente, die sich in einem endlosen Kreislauf gegenseitig beeinflussen. Ihr Einfluss ist allgegenwärtig, die Wirkung des einen Elements ist immer auf das andere bezogen.

Yin verkörpert die passive, nach innen gerichtete Energie und gilt als weiblich. *Yin* steht weiter für Nacht, Mond, Dunkelheit und Stille – es ist das empfangende, dunkle, weiche und kalte Element. *Yang* ist dagegen das aktive, Impulse gebende Prinzip und wird als männlich bezeichnet. Es steht für Sonne, Tag, Licht und Bewegung. Es ist weiter abgebend, hell, hart und heiß.

Die beiden gegensätzlichen Pole **Yin** und **Yang** verkörpern das Prinzip der Kontraste, die sich jedoch entgegen landläufiger Meinung gegenseitig ergänzen: Denn die dualistischen Elemente von **Yin** und **Yang** ziehen sich wechselseitig an, wie zwei Magnete. So komplettieren sich die gegensätzlichen Energien von **Yin** und **Yang** bspw. wie Tag und Nacht. Befinden sich die beiden Prinzipien im Gleichgewicht, kann die Energie frei fließen

 - dieser Zustand führt zu Harmonie, Vollkommenheit und Glück. Die beiden Komponenten stehen sich also nicht gegnerisch gegenüber, sondern ergänzen sich, um etwas Neues, Vollkommenes zu schaffen. Man kann dieses Prinzip auch mit dem **Weg der Mitte** vergleichen, welcher den Ausgleich sucht und alle Extreme vermeidet.

Yin und **Yang** bilden den dynamischen Gegensatz, der allem Leben zugrunde liegt. Tag und Nacht, Aktivität und Ruhe, Ein- und Ausatmen, Geben und Nehmen. Das Gleichgewicht ist dynamisch und formt sich immer wieder neu, was erst durch die Wandelbarkeit der gegensätzlichen Pole ermöglicht wird. Auf diese Weise wird Neues geschaffen, Veränderungen sind möglich.

Die Polaritäten bringen sich wechselseitig hervor und bedingen sich gegenseitig, das eine Prinzip kann nicht ohne das andere existieren - ohne Schatten gibt es kein Licht, ohne Nacht keinen Tag.

Der Zustand ist hierbei nicht starr oder absolut, sondern befindet sich im Gleichgewicht - **Yin** und **Yang** sind wandelbar und ineinander transformierbar.

So ist im **Yin** stets **Yang** enthalten und umgekehrt. Mal dominiert das eine, mal das andere Element, doch sollten beide stets in einem ausgewogenen Verhältnis zueinanderstehen.

Das Prinzip von **Yin** und **Yang** wird auch durch das weit verbreitete Symbol des **Taijitu** (chinesisch: Symbol des Höchsten) verkörpert, in dem das weiße **Yin** und das schwarze **Yang** dargestellt werden. Im Kreis bewegen sich die zwei gleichen, welligen Teile von **Yin** und **Yang**. **Yin** und **Yang** beeinflussen sich gegenseitig in einem immerwährenden Kreislauf, sie ergänzen sich, sie verändern sich ständig, verwandeln sich ineinander, bleiben jedoch stets im Gleichgewicht. Dieses Gleichgewicht gewährleistet den freien Fluss des **Qi**. Das eine Element kann nicht ohne das andere existieren, weshalb die beiden Hälften auch ineinander übergehen, gleichsam ineinander verschmelzen.

Der im schwarzen **Yang** dargestellte weiße Punkt macht deutlich, dass im **Yang** stets auch **Yin** enthalten ist - umgekehrt verkörpert der schwarze Punkt in der weißen **Yin**-Fläche die stete Anwesenheit des **Yang** im **Yin**.

Es erfolgt eine dauernde Transformation und Veränderung der komplementären Gegensätze. In jedem **Yin** steckt schon **Yang** und umgekehrt. Diese Urpolaritäten des Lebens bestimmen nicht nur unser Leben, sondern den gesamten Kosmos: Ebbe und Flut wechseln sich ab, Berg und Ebene bestimmen die Landschaft, die Einatmung folgt der Ausatmung, auf Aktivität folgt Ruhe usw.

Alle Menschen, Tiere, Pflanzen und sogar leblose Materie (Gegenstände) unterliegen gemäß der Lehre des **Taoismus** den beiden Kräften **Yin** und **Yang**.

Wir werden in jedem Moment Zeugen des ewigen Wandels zwischen diesen unterschiedlichen Urkräften. Steigt das **Yin**, sinkt das **Yang** und umgekehrt. Für unser Leben bedeutet dies, dass auch dieses ein ständiges Auf und Ab ist. Phasen des Glücks und des Unglücks wechseln sich in unserem Leben ab. Die schönen Momente in unserem Leben wissen wir besonders dann zu schätzen, wenn wir zuvor tiefes Leid erfahren haben. Weiterhin wechseln sich Erfolge und Misserfolge ab, gehobene Stimmung folgt Momenten der Traurigkeit usw.

Auch in einer Partnerschaft darf keines der beiden Prinzipien auf Dauer dominant sein. Jeder Mensch muss sich auf den anderen einstellen können, damit **Yin** und **Yang** bzw. Frau und Mann in einem ausgewogenen, partnerschaftlichen Verhältnis zueinanderstehen. Dies gelingt am besten, wenn Mann und Frau sich bewusst sind, dass die Energie des gegensätzlichen Anteils auch immer in ihnen enthalten ist. Jede Frau hat männliche Energie, während jeder Mann auch weibliche Energie besitzt.

Das Prinzip von *Yin* und *Yang* findet sich auch in der Natur und in der Tierwelt wieder. Auch in jeder Bewegung sind die beiden Kräfte verkörpert: Öffnen und Schließen, Aufsteigen und Absteigen. Auch die Bewegungstherapien der *TCM* – v. a. *Qi Gong* und *Tai Chi* – entsprechen den Grundsätzen von *Yin* und *Yang*. *Qi Gong* und *Tai Chi* fördern die Lebensenergie, indem sich aufsteigende und absteigende Bewegungen abwechseln und ineinander übergehen. Die Bewegungen sind hierbei langsam, fließend, ruhig und harmonisch.

Das Verhältnis von *Yin* und *Yang* ändert sich auch im Verlauf des Tages. Mit Einbruch der Morgendämmerung nimmt *Yang* ständig zu, um 12 Uhr Mittag ist das *Yang* im *Yin*, danach nimmt das *Yang* stetig ab, während das *Yin* zunimmt. Der gleiche Zyklus gilt für die Jahreszeiten. Der Frühling ist beginnendes *Yang* im *Yin*, der Sommer ist *Yang* im *Yang*, im Spätsommer ist beginnendes *Yin* im *Yang*, der Herbst ist fortschreitendes *Yin* im *Yang*, im Winter ist *Yin* im *Yin*. Dementsprechend gibt es auch den Jahreszeiten zugeordnete Krankheiten.

Yin und Yang — Zusammenspiel von Gegensätzen

Yin - Yang
Frau - Mann
Erde - Himmel
Mond - Sonne
Winter - Sommer
Kälte - Wärme
Nässe - Trockenheit
Dunkel - Hell
Innen - Außen
Passiv - Aktiv
Wasser - Feuer
Tal - Berg
Entspannung - Spannung
Trauer - Freude
Unten - Oben
Langsam - Schnell
Weich - Hart
Trübe - Klar
Vorderseite - Rückseite
Das Körperinnere - Das Körperäußere
Tiefer Puls - Oberflächlicher Puls
Tiefer Schmerz - Oberflächlicher Schmerz
Leere - Fülle
Unterfunktion - Überfunktion
Struktur - Funktion

Yin und Yang in der TCM

Das Konzept der beiden Polaritäten **Yin** und **Yang** gilt in China als das wichtigste Prinzip auch in der Medizin. Man sagt sogar, dass nur derjenige die ganze Medizin begriffen hat, wer **Yin** und **Yang** verstanden hat.

Zusammengehörende Yin und Yang Organe

Die TCM hat eine grundsätzlich andere Vorstellung von Organen wie die westliche Medizin. So spielt die Anatomie eines Organs in der **TCM** keinerlei Rolle, entscheidend sind vielmehr seine **Yin-Yang-Eigenschaft** sowie seine Beziehung zu den anderen Organen.

Zu jedem **Yin-Organ** gehört ein entsprechendes **Yang-Organ**. Beide ergänzen sich in ihrer Funktion und bilden zusammen ein Funktionspaar. Es handelt sich jeweils um zwei Organe, von denen eines den Speicherorganen (**Yin-Organe**) und das andere den Hohlorganen (**Yang-Organe**) zugeordnet ist. Das **Yin-Organ** Lunge korrespondiert z. B. mit dem **Yang-Organ** Dickdarm.

Ein weiteres Beispiel ist das System Niere/Blase. Während der Ausscheidungsvorgang der Blase einen aktiven Prozess darstellt, ist die Niere für den eher passiven Prozess der Filtration und Rückresorption der noch gebrauchten Stoffe zuständig.

Partnerorgane

Yin-Organe   *Yang*-Organe
Speicherorgane   Hohlorgane

hat Verbindung zu

Lunge	Dickdarm
Magen	Milz/Pankreas
Herz	Dünndarm
Niere	Blase
Perikard	Dreifach-Erwärmer
Leber	Galle

Yin- und Yang-Organe

Yin-Organe - Speicherorgane

Die *Yin-Organe* werden in der *TCM* auch als Speicherorgane bezeichnet. Ihre Aufgaben sind die Produktion, Umsetzung, Verteilung und Speicherung von essenziellen Substanzen. Ferner wird die aufgenommene Energie reguliert und verteilt. Da die Funktionen der Speicherorgane einem passiven Prinzip entsprechen, werden sie dem *Yin* zugeordnet.

Die Yin-Organe sind für die Produktion lebenswichtiger Substanzen verantwortlich:

- Blut
- *Jing* (Essenz, Basis-Energie für alle organischen Prozesse)
- *Shen* (Geist, Achtsamkeit)
- Flüssigkeiten (Körpersäfte)

Yang-Organe - Arbeitsorgane

Die *Yang-Organe* stellen die Arbeitsorgane dar. Diese dienen der Aufnahme von Nahrung, der Verarbeitung und Zerteilung der von außen zugeführten Stoffe und der Ausscheidung von Stoffwechselendprodukten. Da sie dem aktiven Prinzip entsprechen, werden sie dem *Yang* zugeordnet.

Der Dreifach-Erwärmer

Der *Dreifach-Erwärmer* ist ein Element, das in der westlichen Medizin völlig unbekannt ist. Er hat keine physische Struktur wie ein Organ und wird daher als funktionelle Einheit betrachtet. Der *Dreifacherwärmer* spielt eine wichtige Rolle bei der Verteilung von *Qi* im Körper und unterstützt alle anderen Organe bei ihren Aufgaben.

Den Körper in drei funktionelle Teile zu unterteilen, ist einer der wichtigen Aspekte des *Dreifacherwärmers*:

- *Oberer Erwärmer:* oberhalb des Zwerchfells: Lunge, Herz
- *Mittlerer Erwärmer:* zwischen Zwerchfell und Nabel: Milz, Magen
- *Unterer Erwärmer:* unterhalb des Nabels: Dünndarm, Blase, Niere

 81

Die TCM teilt Menschen in Yin- und Yang-Typen ein

Yin-Typ

- Ist eher introvertiert und tendiert dazu, Probleme herunterzuschlucken
- Fühlt sich häufig traurig, niedergeschlagen, verstimmt
- Reagiert langsam, aber überlegt
- Ist entspannt und unauffällig
- Ist meist schlank
- Hat schwaches Bindegewebe
- Neigt zu chronischen Schwächezuständen wie niedrigem Blutdruck, Herzschwäche oder Blutarmut
- Hat wenig Durst
- Trinkt gerne Warmes
- Hat wenig Appetit, liebt aber Rohkost, Salate, Kräutertee und Milch
- Liebt eher vegetarische Kost
- Ernährungsempfehlung: Wärmende Nahrungsmittel, wie scharfe Gewürze, Möhren, Walnüsse, Suppen, Eintöpfe, Gebackenes, Lammfleisch

Kennzeichen von Yin

- Weiblich, Erde, Mond, Nacht
- Dunkel, nass, kalt
- Untere Körperhälfte
- Bauch, das Körperinnere, Speicherorgane, Innenseiten der Extremitäten

Yang-Typ

- Lebt eher extrovertiert und verschafft seinen Gefühlen Luft
- Neigt zu überschäumenden Ausbrüchen wie Wut und Eifersucht
- Reagiert schnell und wird leicht ungeduldig
- Hat einen kräftigen Körperbau
- Straffes Gewebe
- Leidet eher an plötzlich auftretenden Krankheiten wie Entzündungen, Fieber und Herzinfarkt
- Trinkt gerne und viel, v. a. Kaltes. Mag auch Alkohol
- Sein Appetit ist ausgeprägt, er mag gerne scharf gewürzte Speisen, isst gerne Fleisch und Gebratenes
- Ernährungsempfehlung: Abkühlende Nahrungsmittel wie Blatt- und andere Salate, Wassermelonen, Gurken, Rohkost und Obst

Kennzeichen von Yang

- Männlich, Himmel, Sonne, Tag
- Hell, trocken, heiß
- Obere Körperhälfte
- Rücken, das Körperäußere, Hohlorgane, Außenseiten der Extremitäten

Krankheiten in der TCM – Überschuss oder Mangel an Yin oder Yang

Krankheiten basieren laut der Theorie der *TCM* in der Regel auf zu viel/ zu wenig *Yin* oder auf zu viel/ zu wenig *Yang*. So erkrankt der Mensch, wenn *Yin* und *Yang* in keinem harmonischen Verhältnis zueinander vorliegen. Bspw. schmälert und erschöpft zu viel *Yang* das *Yin* und führt zu Hitze (Symptome: akutes Fieber, brennender Hautausschlag). Dagegen verringert zu viel *Yin* das *Yang* und führt zu Kälte. Weitere Kennzeichen einer *Yang-Schwäche* sind bspw. Frösteln, Müdigkeit, Kraft- und Energielosigkeit sowie Druckschmerzen.

Man unterscheidet ferner akute und chronische Krankheiten, Kältekrankheiten (verlangsamte Prozesse) oder Hitzekrankheiten (beschleunigte Prozesse). Weiter differenziert man zwischen krankhaften Fülleprozessen (Überlastung des Systems) oder pathologischen Leereprozessen (*Defizienz*).

Störungen des Yin/ Zu viel oder zu wenig Yin

Zu viel Yin

- Erstarrung
- Kälte, Eis
- Als Schutz: Gleichgültigkeit
- Unterdrücken von Angst
- Niedriger Blutdruck
- Müdigkeit

Zu wenig Yin

- Unruhig, hektisch, nervös
- Mangel an (Ur-)Vertrauen
- Keine Substanz
- Nachtschweiß
- Heiße Füße und Hände
- Durst, trockener Mund
- Schlafstörungen
- Innere Unruhe, Nervosität
- Stressanfälligkeit
- Schwindel

Zu viel Yang

- Tollkühn
- Motivation
- Als Schutz: Geschäftigkeit, Ehrgeiz
- Berechnend, kalkulierend
- Begibt sich in Gefahr
- Leugnet Angst
- Bluthochdruck
- Reizbarkeit
- Entzündungsreaktionen

Zu wenig Yang

- Antriebslos
- Hat Angst, etwas falsch zu machen

Die fünf Elemente - Symbole der Wandlungsphasen

Die Fünf-Elemente-Lehre beschreibt die Gesetzmäßigkeiten der Natur entsprechend der **taoistischen Philosophie**. So gibt es im Bereich des Lebens dynamische Prozesse, sogenannte Wandlungen – zu diesen gehören Werden, Wandlung und Vergehen.

Die fünf Elemente Holz, Feuer, Erde, Metall und Wasser sind unmittelbar aus der Natur abgeleitet. Die einzelnen Elemente stehen in enger Beziehung zueinander (so erzeugt Holz Feuer, Feuer erzeugt Erde, aus Erde wird Metall, an Metall kondensiert Wasser, Wasser nährt Holz, usw.). Wie der Name Wandlungsphasen schon impliziert, ändert sich das Verhältnis der Wandlungsphasen zueinander im Lauf eines Menschenlebens mehrfach. Jeder Kreis geht aus einem vorherigen hervor und dann wiederum in den nächsten über.

Die Akupunktur kann über die zugehörige Leitbahn Einfluss auf einzelne Wandlungsphasen nehmen.

Abstrahiert man die Eigenschaften der fünf Elemente, so kann man diese in Beziehung zum Menschen, zur Erde und zum Himmel setzen. Die Fünf-Elemente-Lehre ist nicht nur für die Akupunktur und die **TCM** allgemein von Bedeutung, sondern sie spielt auch eine Rolle bspw. im **Feng Shui**, im **Qi Gong** und im **Shiatsu**.

In der **TCM** bilden die fünf Elemente einen Zugang zum menschlichen Organsystem.

Symbolisch für die Wandlungsphasen stehen folgende Elemente:

- Holz, Geburt und Werden
- Feuer, Zeit der Blüte
- Erde, Zeit der Wandlung
- Metall, Zeit der Reife und Ernte
- Wasser, Vergehen und Tod

Weiter werden die fünf Geschmacksrichtungen sauer, salzig, süß, bitter und scharf den fünf Elementen zugeordnet:

- Holz, sauer
- Feuer, bitter
- Erde, süß
- Metall, scharf
- Wasser, salzig

Die fünf Elemente haben weiter lt. der *TCM* einen Zugang zum menschlichen Organsystem. Der menschliche Körper wird als ein Zusammenspiel von fünf Organen bzw. Organbereichen angesehen.

Jedes Organ hat einen besonderen Bezug zu einem der fünf Elemente:

- Holz, Leber, Gallenblase
- Feuer, Herz, Dünndarm
- Erde, Milz, Magen
- Metall, Lunge, Dickdarm
- Wasser, Niere, Harnblase

Schließlich werden auch die Jahreszeiten, klimatische Faktoren, Farben, Sinnesorgane, Gewebe und Emotionen den fünf Elementen zugeordnet:

- Holz, Frühling, Wind, Grün, Augen, Sehnen, Zorn
- Feuer, Sommer, Hitze, Rot, Zunge, Gefäße, Freude
- Erde, Wechsel der Jahreszeiten, Nässe, Gelb, Mund, Muskeln, Grübeln
- Metall, Herbst, Trockenheit, Weiß, Nase, Haut, Traurigkeit
- Wasser, Winter, Kälte, Schwarz, Ohren, Knochen und Mark, Angst

Akupunktur und Qi Gong

Fließt die Körperenergie *Qi* ungehindert im Körper, dann ist der Mensch gesund. Einen gestörten Energiefluss kann man nicht nur mittels Akupunktur wieder ins Gleichgewicht bringen, sondern auch mit *Qi Gong*.

Deshalb empfiehlt es sich, Akupunktur und *Qi Gong* miteinander zu verbinden, um die Lebensenergie noch wirksamer zu stärken. Wie die Akupunktur gehören auch die gesundheitsfördernden Übungen des *Qi Gong* zu den Therapiemethoden der *TCM*. Mittels *Qi Gong* können die positiven Wirkungen der Akupunktur stabilisiert werden.

Übersetzt aus dem Chinesischen bedeutet *Qi Gong* Arbeit mit dem *Qi*. So ist es denn auch das Ziel des *Qi Gong*, die Lebensenergie *Qi* zu harmonisieren und anzuregen. *Qi Gong* ist eine Kombination von Bewegungs-, Atem- und Entspannungstherapie. Mittels sanft fließenden Bewegungen, bestimmten Atemtechniken sowie dem Bewusstsein leitet der Übende die Lebensenergie durch seinen Körper, auf diese Weise können Blockaden und Störungen gelöst werden. Die Übungen folgen stets bestimmten Vorstellungsbildern, die der Natur entlehnt sind. So gibt es Übungen wie *Himmel und Erde verbinden, Im Licht der Sonne aufgehen, Stehen wie ein Baum, Die Wasseroberfläche des Sees glatt streichen* - die bildhaften Übungen und die Kraft der Vorstellung sind Grundelemente des *Qi Gong*. Häufig werden auch Tiere nachgeahmt, wie *Fliegen wie ein Kranich*.

Alle Bewegungen werden ruhig und im natürlichen Fluss der Energie ausgeführt, besondere Aufmerksamkeit wird hierbei auf die Körpermitte gerichtet.

Qi Gong umfasst weiter ein Sammelsurium unterschiedlicher Übungen, von Dehn-Übungen bis hin zu Atem-Übungen, Laufübungen und vielem mehr. Die drei häufigsten *Qi Gong* Systeme sind die *acht Brokat-Übungen, das Spiel der fünf Tiere und die sechs heilenden Laute*. Die *acht Brokat-Übungen* sind die bekanntesten chinesischen Übungen des *Qi Gong*, sie sind sehr einfach zu erlernen und werden meist auch an *Qi Gong*-Schulen gelehrt. Die Übungen stärken die Widerstandskraft des Körpers, sowie Atmung und Geist. Die Gelenke werden hierbei geschont, Muskeln und Sehnen werden sanft gedehnt.

Beim *Spiel der fünf Tiere* werden die Bewegungen und Eigenheiten von Hirsch, Affe, Bär, Kranich und Tiger nachgeahmt. Für jedes Tier gibt es mehrere Übungen, die den Organ-Energiefluss unterstützen und nähren, wobei Kraft und Instinkt der jeweiligen Tiere aufgenommen werden.

Durch die *sechs heilenden Laute* soll der Körper wiederum zu einer Art innerlicher Vibration angeregt werden - so sollen Körperregionen, die durch Stimulation von außen ansonsten nicht erreichbar sind, angeregt werden.

Durch die langsamen, sanft fließenden Bewegungs- und Atemübungen stellt sich ein tiefes Gefühl von Entspannung, Gelassenheit und innerer Ruhe ein.

Qi Gong reguliert ferner die Atmung, das Nervensystem, den Kreislauf, den Gleichgewichtssinn und den Stoffwechsel. Weiter werden Achtsamkeit, Konzentration und Merkfähigkeit gefördert. Vitalität, Wohlbefinden und Lebensfreude nehmen spürbar zu. Weiter werden die Selbstheilungskräfte des Körpers angeregt und das Immunsystem gestärkt. Die Beweglichkeit wird gefördert, Alterungsprozesse dagegen verlangsamt.

Der beste Zeitpunkt, um *Qi Gong* zu üben, ist der Morgen, auf diese Weise wird neue Energie für den bevorstehenden Tag getankt.

Heilsame Atmung – Die Lebenskraft Qi stärken

Jeder von uns atmet – doch kaum jemand atmet richtig und bewusst. Die richtige Atmung ist indes eine wunderbare, aber leider allzu oft vernachlässigte Quelle für Gesundheit und Wohlbefinden. Der Atem ist eine enorme Kraftquelle, und so überlebenswichtig wie Essen, Trinken und Schlafen. Doch richtiges Atmen will meist erst (wieder) gelernt sein. Denn die Mehrzahl der Menschen atmet nicht tief genug, häufig wird zudem beim Einatmen in den Brustkorb anstelle in den Bauch geatmet. Eine flache Atmung bedingt, dass wir automatisch zu wenig Sauerstoff aufnehmen.

Die falsche Atmung hat indes viel mit einer falschen Lebensweise zu tun. Wer bspw. mit verkrampfter Haltung am Computer sitzt und womöglich zusätzlich vor Stress nicht mehr ein und aus weiß, atmet automatisch hektisch und flach.

Häufig ist beim Sitzen der Bauch eingeengt, was wiederum die Zwerchfellbewegung behindert. Gerade beim Sitzen am Computer nehmen wir zudem „keine Haltung" an, der Rücken ist vielmehr krumm, gleichzeitig ist der Nacken meist verspannt.

Auch psychische Probleme, Ängste, Depressionen, Zeitdruck, Stress und Multitasking lassen das richtige Atmen zu einem wahren Spießrutenlauf werden. Nicht umsonst sind aus dieser Tatsache Sprüche wie *Mir stockt der Atem* oder *Die Angst schnürt die Kehle zu* entstanden.

Diese Redewendungen versinnbildlichen einmal mehr den engen Zusammenhang zwischen Atmung und Psyche.

Das Tückische daran ist, dass falsche Atmung und daraus entstehende Atemprobleme sich in einer Art Teufelskreis verstärken können. Denken Sie bspw. an Angstzustände. Erleben wir einen Schreckmoment, so gerät die Atmung automatisch ins Stocken. Hierdurch verstärkt sich wiederum die Angst usw.

Innere und äußere Anspannung können also ganz buchstäblich die Luft rauben. Dazu kommt, dass wir dem Atem einfach nicht die nötige Aufmerksamkeit und Achtsamkeit schenken. Viele Menschen denken, sie atmen ja spontan, automatisch. Wieso sich also noch in besonderer Weise mit dem Atmen beschäftigen? Wie wertvoll die richtige Atemtechnik ist, wird vielen Menschen leider oft erst bewusst, wenn sich die ersten Beschwerden einstellen, die durch eine falsche Atmung verursacht sind. So können aus einer falschen Atemtechnik bspw. Angstzustände, Depressionen, Schlaflosigkeit, Kreislaufprobleme, Kopfschmerzen und Verdauungsprobleme resultieren.

Deshalb gilt es zum einen, wieder eine langsame, ruhige, rhythmische Atmung zu erlernen und diese auch zuzulassen - nicht umsonst lautet ein wichtiges Credo in der Atemtherapie *Wir lassen den Atem kommen und gehen*. Der Atem soll wieder gespürt, erfahren werden. Durch die richtige Atmung wird die Lebenskraft auf wundervolle Weise gestärkt, gleichzeitig werden *Yin* und *Yang* harmonisiert und ins Gleichgewicht gebracht.

Positive Folgen sind die Aktivierung der Selbstheilungskräfte, daneben wird die Sauerstoffversorgung des Körpers gesteigert. Weiter stellt sich ein Gefühl der Lebendigkeit und des Wohlbehagens ein, gleichzeitig gelangt der Körper zu tiefer Entspannung. Eine ruhige, gleichmäßige Bauchatmung kann eine verbesserte Lungenleistung und eine vermehrte Ausscheidung von Schadstoffen bewirken.

Vorteilhaft ist, dass man die Methode des richtigen Atmens ganz mühelos erlernen und praktisch in jeder Situation unauffällig praktizieren kann.

Gerade in stressigen Situationen wie auch generell atmen wir zu schnell und zu flach. Insbesondere in Zeiten von großer Belastung ist es aber wichtig, tief und langsam zu atmen – so wird der Körper mit ausreichend Sauerstoff versorgt und innere Spannungen werden gelöst.

Bei einer bewussten, tiefen Atmung wölbt sich der Bauch beim Einatmen nach vorne, beim Ausatmen entspannt sich das Zwerchfell wieder und die Bauchdecke wölbt sich nach innen, verbrauchte Luft wird so herausgepresst. Wichtig ist ganz besonnenes, tiefes und langsames Atmen – schon während dieser Atemübung werden Sie feststellen, wie sich Geist und Körper beruhigen und entspannen. Üben Sie am besten täglich 10 x ca. 2 Minuten.

Epilog

Akupunktur ist eine Jahrtausende alte Therapie-form aus dem Bereich der Traditionellen Chinesischen Medizin (*TCM*), durch die Nadelung bestimmter Punkte werden die körpereigenen Heilungskräfte aktiviert und so die Gesundheit erhalten oder wiederhergestellt. Die Akupunktur beruht auf den Grundsätzen von *Yin* und *Yang*. In der *TCM* geht man davon aus, dass die beiden Pole einen entscheidenden Einfluss auf Gesundheit bzw. Krankheit haben. Krankheit rührt demnach immer von einem Ungleichgewicht von *Yin* und *Yang* im Körper. Hierbei treffen immer mehrere Faktoren zusammen, wenn *Yin* und *Yang* aus dem Gleichgewicht geraten. Bei diesen Faktoren kann es sich um äußere Ursachen (wie bspw. Kälte) handeln, aber auch um innere Faktoren wie z. B. Angst oder Wut.

Die Akupunktur ist daher darauf ausgerichtet, das im Krankheitsfall gestörte Gleichgewicht wieder herzustellen und den ungehinderten Fluss der Energie *Qi* zu erreichen. Das kontinuierliche und gleichmäßige Fließen der Lebensenergie wird als Basis der Gesundheit gesehen.

Voraussetzung für eine Akupunkturbehandlung ist stets eine vorausgehende, gründliche Diagnostik, welche dem Therapeuten wertvolle Hinweise für die sich anschließende Behandlung liefert. Zur Akupunkturbehandlung werden sehr feine Nadeln in ausgewählte Punkte eingestochen, um das zuvor festgestellte Ungleichgewicht zu korrigieren. In der Regel verbleiben die Nadeln zwanzig bis dreißig Minuten in der Haut.

Viele Krankheiten können mittels der Akupunktur geheilt werden – Besteht keine Aussicht auf Heilung, so können doch zumindest vielfach die entsprechenden Krankheitssymptome gelindert werden.

Liebe Leserin und lieber Leser, nun hoffe ich, dass Sie diesem Buch einige wertvolle Anregungen und Impulse entnehmen können, die Sie für sich nutzen können.

Auf Ihrem persönlichen Weg zu einem gesunden, glücklichen und erfüllten Leben wünsche ich Ihnen alles erdenklich Gute.

Ihre Apothekerin Dr. Angela Fetzner

Literatur (Auswahl)

- **Bahr Frank R./Dorfer Leopold:** Das große Buch der klassischen Akupunktur. Urban & Fischer/Elsevier. Auflage 2. 2013.
- **Hicks John/Hicks Angelika:** Konstitutionelle Akupunktur nach den fünf Wandlungsphasen. Urban & Fischer/Elsevier. 2008.
- **Singh S.:** Trick or Treat. Alternative Medicine on Trial. London: Bantam 2008.
- **Wiseme N./Ells A.:** Fundamentals of Chinese medicine. Paradigm Publications 1996.
- **Aung:** Clinical Introductional Medical Acupuncture. Thieme Medical Publishing 2007.

Zur Autorin

Dr. Angela Raab geb. Fetzner, geboren in Bad Kissingen, ebenda auch aufgewachsen.

Studium der Pharmazie in Würzburg, anschließend Approbation zur Apothekerin. Aufbaustudium der Pharmaziegeschichte in Marburg, Abschluss als Pharmaziehistorikerin.

Dort auch Promotion zum Dr. rer. nat.

Seit 1996 bis dato Arbeit in öffentlichen Apotheken und Krankenhausapotheken in ganz Deutschland sowie der Schweiz. Daneben Seminartätigkeit im In- und Ausland.

Von 2012-2018 Veröffentlichung von mehr als 50 Ratgebern und Fachbüchern v. a. zu verschiedenen Gesundheitsthemen, die Hunderttausende von Lesern begeistern.

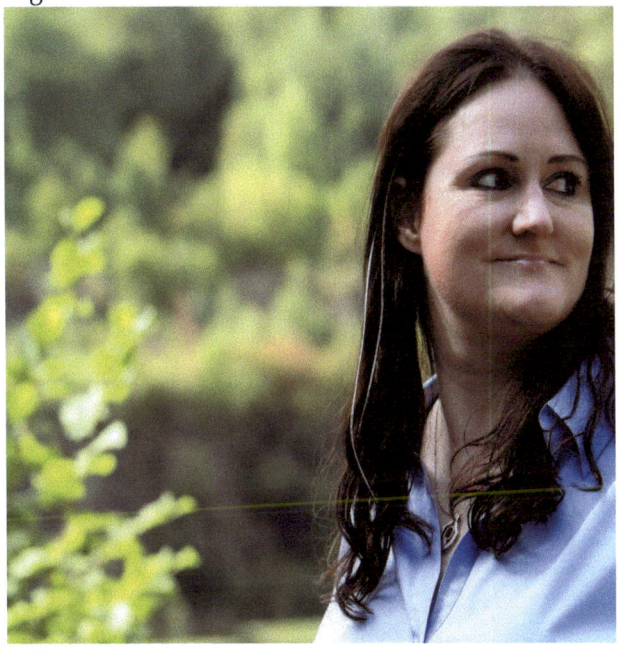

Ein herzliches Dankeschön

- an dieser Stelle an alle werten Leserinnen und Lesern. Lob, Kritik oder Anregungen können Sie mir gerne auf meiner Facebook-Seite https://www.facebook.com/AngelaFetzner oder auf meiner Autorenhomepage mitteilen: http://www.angela-fetzner.de

Bücher von Dr. Angela Fetzner

Finden Sie alle auf der Autorenhomepage: http://www.angela-fetzner.de

Auf meiner Homepage finden Sie nicht nur alle meine Bücher und E-Books. Darüber hinaus möchte ich meinen Leserinnen und Lesern auch einen besonderen Service bieten. So stelle ich auf meiner Homepage regelmäßig Onlinelesungen von mir ein, weiter schreibe ich Blogartikel zu verschiedenen Themen sowie Rezensionen zu diversen Büchern.

Hier können Sie sich auch für meinen Newsletter anmelden, um regelmäßig Informationen über neue Bücher, Preisaktionen, Verlosungen und Gesundheitstipps zu erhalten.

Außerdem finden Sie meine E-Books in allen führenden Online Shops und die Druckbücher im Versand- und Standardbuchhandel.

Sie finden mich auch in den sozialen Netzwerken: **Facebook, Twitter, Instagram und Youtube.**

https://angela-fetzner.de/___/

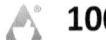 **100**

Leseprobe Ayurveda – Die Kunst vom guten Leben

Prolog

In den letzten Jahren erfreut sich Ayurveda auch im Westen zunehmender Beliebtheit. Die in Indien beheimatete älteste Gesundheitslehre der Welt ist ein ganzheitliches Lebenskonzept, das lehrt, wie man Gesundheit, Vitalität und Lebensfreude bis ins hohe Alter bewahren kann. Gesundheit kann hierbei nur durch das Gleichgewicht von Körper, Seele und Geist erreicht werden. Ziel ist ein langes Leben, ohne Krankheit und Gebrechen, stattdessen reich an innerem Glück, Vitalität und Wohlbefinden.

Der gut verständliche Ratgeber möge dem Leser als Einblick in die spannende Welt des Ayurveda dienen – zum Einlesen, zum Inspirieren, zum Umsetzen. Das Buch zeigt, wie man die Prinzipien des Ayurveda in den Alltag integrieren kann und wie man Gesundheit und Wohlbefinden steigern sowie die innere Balance erhalten oder wiederfinden kann.

Was genau ist Ayurveda?

Wer sich näher mit Ayurveda beschäftigt, wird schnell feststellen, dass es sich hierbei um weit mehr als um wohltuende Wellnessmassagen handelt oder um mehr oder mehr weniger authentische ayurvedische Kochrezepte, sondern vielmehr um eine umfassende Gesundheitslehre, die alle Bereiche des Lebens er- und umfasst. Denn die Lehre des Ayurveda stellt eine verwobene und komplexe Mischung von Wissenschaft, Religion, Philosophie, Mythologie und Astrologie dar.

Ayurveda ist eine traditionelle indische Heilkunst und Gesundheitslehre. Übersetzt bedeutet Ayurveda „das Wissen vom (guten und langen) Leben". Der Begriff stammt aus dem Sanskrit – der alten Hochsprache Indiens - und setzt sich aus den Wörtern Ayus (Leben) und Veda (Wissen) zusammen.

Ayurveda ist eine ganzheitliche Lehre, die besagt, dass der Mensch nur gesund bleibt, wenn er sich im inneren Gleichgewicht aller Kräfte befindet. Im Gegensatz zur westlichen Medizin beschränkt sich Ayurveda nicht nur darauf, Krankheiten zu behandeln oder zu heilen, sondern das vorrangige Ziel ist es, durch gesunde Lebensführung die Selbstheilungskräfte des Körpers zu aktivieren.

Hierbei ist der Mensch nicht nur passives Objekt, sondern er wird selbst aktiv in der Behandlung tätig. Der Mensch wird dabei stets in seiner Ganzheitlichkeit gesehen und als individueller Bestandteil des Universums betrachtet.

Genau diese ganzheitliche Betrachtung des Menschen bedingt die zunehmende Popularität des Ayurveda auch im Westen gerade in einer Zeit, in der immer mehr Menschen von der Schulmedizin enttäuscht sind. Überdrüssig von der modernen Apparatemedizin wenden diese sich umfassenden, alternativen Behandlungsmethoden zu – allen Fortschritten der modernen Medizin zum Trotz.

Denn im Ayurveda wird die Sehnsucht des Menschen nach einer umfassenden Medizin gestillt und erfüllt, da bei dieser Heilkunst nicht nur das aktuelle Leiden oder das kranke Organ eines Menschen im Mittelpunkt steht, sondern der gesamte Zustand des Menschen genau betrachtet und geprüft wird, er in seiner Einzigartigkeit wahrgenommen und entsprechend behandelt wird. So gibt es im Ayurveda auch keine Standardtherapien, selbst bei exakt der gleichen Krankheit wird immer unterschiedlich und individuell behandelt.

Von besonderer Bedeutung ist hierbei die individuelle Konstitution des Menschen, die bei der Behandlung in ihr natürliches Gleichgewicht gebracht werden soll. So besagt die Lehre des Ayurveda, dass nur ein Leben gemäß der eigenen Konstitution die Gesundheit bewahren oder wiederherstellen kann. Entsprechend muss bei jeder Therapie auch die persönliche Lebensweise überdacht werden, hierbei werden nicht nur medizinische Aspekte, sondern alle Bereiche des Lebens, auf den Prüfstand gestellt.

Am Anfang jeder Behandlung stehen Reinigungs-maßnahmen, die den Körper von Schlacken, Um-weltgiften sowie seelischem Ballast befreien sol-len. Dazu gehören wohltuende Massagen und Ölbehandlungen, weiter stehen Entspannungs-techniken wie Meditation und Yoga auf dem Plan. Eine ganz wichtige Rolle spielt weiter die Ernäh-rung, die gemäß der jeweiligen Konstitution er-mittelt wird.

Durch diese Maßnahmen wird der Mensch im Idealfall nicht nur von Krankheit und Leiden be-freit, sondern er erlangt deutlich mehr Lebens-qualität durch neu gewonnene seelische und kör-perliche Kraft, Ausgeglichenheit und Vitalität.

Der Ursprung vom Ayurveda findet sich in der vedischen Hochkultur Altindiens. Das genaue Al-ter des Ayurvedas ist unbekannt, die ältesten be-kannten schriftlichen Aufzeichnungen sind etwa 3000 Jahre alt. Man geht jedoch davon aus, dass die Wurzeln der mündlichen Überlieferungen noch viel weiter in die Vergangenheit zurückrei-chen.

Ayurveda ist eine Kombination von Erfahrungs-werten und Philosophie, die sich auf die für die menschliche Gesundheit und Krankheit wichti-ge physische, mentale, emotionale und spirituel-le Aspekte konzentriert. In Asien, insbesondere in Indien, wird Ayurveda als Heilmethode auch wissenschaftlich an Universitäten gelehrt und ist bei der Bevölkerung vollständig akzeptiert und anerkannt.

Das Studium der Ayurveda-Medizin dauert wie das schulmedizinische Studium mindestens fünfeinhalb Jahre. Die Unterrichtssprache ist Englisch und Sanskrit. In Krankenhäusern arbeiten Schulmediziner und ayurvedische Ärzte zum Nutzen des Patienten Hand in Hand miteinander. Die erfahrensten Ayurveda-Ärzte praktizieren in Kerala, der Heimat des Ayurveda. Kerala ist ein Küstenstaat im Südwesten von Indien, unzählige Inder sowie Menschen aus der ganzen Welt pilgern nach Kerala, um Linderung für ihre Leiden zu erfahren.

So wird ersichtlich, dass authentisches Ayurveda viel mehr ist als eine kurzlebige Modeerscheinung, sondern eine große Bereicherung für alle Menschen, die in psychischer und physischer Harmonie leben wollen.

Diagnose und Behandlung

Die Stärke der ayurvedischen Medizin ist es, den Menschen in seiner Individualität zu erkennen und auch entsprechend zu behandeln. Man geht in der ayurvedischen Philosophie davon aus, dass jeder Mensch von Geburt an ein bestimmtes Pakriti besitzt – Pakriti kann man als den persönlichen Bauplan eines Menschen ansehen oder auch als sein individuelles Wesen. Das Pakriti ist bereits bei der Empfängnis festgelegt. Es ist bestimmt durch die jeweiligen Gene der Eltern sowie deren geistigen und körperlichen Zustand bei der Zeugung. Das Pakriti ist bei jedem Menschen einzigartig, ein Pakriti gleicht niemals dem anderen. Es bestimmt unsere gesamte Persönlichkeit und Individualität. Gesundheit wird als Harmonie des individuellen Pakriti und als ausgeglichene physische und psychische Konstitution angesehen. Krankheit entsteht durch eine Disharmonie der individuellen Konstitution, es gilt daher, diese wieder in Balance zu bringen.

Eine Disharmonie in der Konstitution kann bspw. durch ungesunde Ernährung, einen unpassenden Lebensstil, mangelnde Bewegung, Stress, Überforderung, ungünstige klimatische Verhältnisse oder eine Anreicherung von Umweltgiften, Schlacken, Toxinen und Säuren im Körper entstehen.

Auch seelische Traumata, belastendende Erlebnisse und eine ungünstige genetische Disposition können das Gleichgewicht im Körper stören. Der unnatürliche Zustand des Körpers, bei dem die individuelle Konstitution aus den Fugen geraten ist, wird als Vikriti bezeichnet. In der ayurvedischen Medizin ist es außerordentlich wichtig, den Auslöser für eine Erkrankung zu kennen. Während in der Schulmedizin die Krankheit häufig nur symptomatisch behandelt wird, der auslösende Faktor für die Behandlung einer Erkrankung aber nur eine untergeordnete Rolle spielt, ist es für den ayurvedischen Therapeuten von großer Bedeutung, herauszufinden, was die Erkrankung ausgelöst hat.

So wird der Patient nach seinen Lebensgewohnheiten gefragt, nach seiner Ernährung, nach seinem Tagesablauf, nach Vorerkrankungen und nach seinem aktuellen Gesundheitszustand – so kann der ayurvedische Arzt sich ein genaues Bild von seinem Patienten und dessen Konstitution machen.

Bei der Befragung geht der ayurvedische Arzt idealerweise sehr empathisch vor – er hört dem Patienten zu, fühlt mit ihm, hat Verständnis für ihn. Der ayurvedische Therapeut sieht den Menschen als Ganzes, an erster Stelle steht der Mensch, dann erst die Krankheit.

Durch die Befragungen erkennt der geschulte ayurvedische Arzt auch schnell, inwieweit die aktuelle Konstitution des Patienten von dessen ursprünglicher Konstitution abweicht – hieraus leitet sich dann auch die für den Klienten geeignete Therapie ab. Die Therapie beginnt also mit einer richtigen und ausführlichen Diagnose und Bestandsaufnahme. Im Ayurveda sagt man deshalb auch, dass die richtige Diagnose die beste Therapie ist.

Hierbei ist zu beachten, dass es in der ayurvedischen Medizin keinen für alle Menschen gültigen Gesundheitsbegriff gibt. Da jeder Mensch eine individuelle Konstitution besitzt, können auch nicht für alle Menschen die gleichen Regeln betreffend Ernährung, Bewegung und Lebensweise gelten.

Die Diagnose wird stets am gesamten Patienten durchgeführt – d. h. der ganze Mensch wird genau betrachtet und untersucht, nicht nur das erkrankte Organ.

Zur ayurvedischen Diagnose gehören z. B. generell eine gründliche körperliche Untersuchung, Puls- und Urinuntersuchungen sowie eine Prüfung von Zunge und Augen, unabhängig davon, in welchem Bereich die Beschwerden vorliegen.

Dies dient nicht nur der Diagnosefindung, sondern auch dazu, die individuelle Konstitution, also das Verhältnis der Doshas zueinander, zu ermitteln.

Mit Hilfe dieser Information wird die für den Patienten angezeigte Therapie bestimmt.

Die Behandlung umfasst das Vermeiden ursächlicher Faktoren, die für das fehlende Gleichgewicht der Doshas verantwortlich sind. Normalerweise besteht die Behandlung aus einer speziellen Ernährung, manueller Therapie, einer vorgeschriebenen Tagesroutine und der Gabe bestimmter Medikamente.

Im Ayurveda ist die individuelle Ernährung der Hauptpfeiler der Therapie. Dafür gibt es zwei Gründe: Nur qualitativ hochwertige Nahrung kann vom Körper zu qualitativ hochwertigen Stoffen verstoffwechselt werden.

Das vorrangige Ziel der ayurvedischen Heilkunst ist dabei stets die Vermeidung von ernsthaften Erkrankungen, indem man versucht, den Auslöser der jeweiligen Erkrankung zu finden.

Deshalb ist es wichtig, bereits erste, unspezifische Anzeichen einer Erkrankung zu erkennen, um so den Boden für den weiteren Ausbruch der Krankheit entziehen zu können.

Dies geschieht v. a. durch die Bemühung um die für den jeweiligen Patienten richtige Ernährung und Lebensweise sowie das Ziel, ungesunde Gewohnheiten aufzugeben. Daneben gibt es eine Reihe von Behandlungen, die dem Körper dabei helfen sollen, das richtige Verhältnis der Doshas wieder zu erlangen.

Die Diagnose in der ayurvedischen Heilkunst ist eine Beschau mit allen Sinnen. Der ayurvedische Arzt sieht, hört, fühlt – er erfasst also den Patienten mit allen Sinnen. Zu den Routineuntersuchungen gehört die Inspektion (das Betrachten) des Patienten, woran sich in der Regel die Palpation (das Betasten mit den Fingern oder der Handfläche, um Konsistenz, Schmerzempfindlichkeit und Beweglichkeit der Organe zu überprüfen) anschließt. Auch die Auskultation (das Abhorchen, typischerweise mit dem Stethoskop) ist eine Standarduntersuchung. Die Beschaffenheit der Zunge gibt dem Arzt weiter Auskunft über etwaige Stoffwechselstörungen sowie über Störungen der Doshas.

Ferner verrät die Struktur der Augen viel über eine etwaige Disharmonie im Körper - je nachdem ob die Augen klein, eng oder groß sind, kann auf bestimmte Dosha-Störungen geschlossen werden.

Auch die Stimme des Patienten fließt in die Untersuchung mit ein, hier spielt die Tonlage und der Klang derselben eine wichtige Rolle für die Beurteilung von Störungen der Konstitution. Die Gestalt des Patienten, seine Körperstruktur und sein Gang lassen ebenfalls Rückschlüsse auf die Balance im Menschen zu.

Bei der Berührung der Haut des Patienten prüft der Ayurveda-Spezialist, ob diese trocken, feucht, ölig, rau, fein, warm oder kalt ist. Denn auch die Beschaffenheit der Haut kann Kennzeichen für Ungleichgewichte im Körper sein. Von ganz fundamentaler Bedeutung ist die Pulsdiagnose. So weist der Puls stets stabile konstitutionelle Merkmale auf, daneben wird dieser aber auch durch körperliche und seelische Störungen beeinflusst.

Der Urin des Patienten spielt hinsichtlich der Häufigkeit, der Menge und der Farbe eine wichtige Rolle in der ayurvedischen Diagnostik. Der Stuhlgang dagegen gibt Auskunft über den Zustand der Doshas und der Körpergewebe, über das Verdauungsfeuer (Agni) und den Stoffwechsel sowie über etwaige Schlackenstoffe und Toxine.

Daneben prüft der geübte Ayurveda-Mediziner noch weitere Parameter wie die Beweglichkeit des Patienten, dessen Körperkraft, die Vitalität der Gewebe und Knochen, weiter den Körperbau, die Körpermaße und –proportionen. In die Untersuchung wird auch die Anpassungsfähigkeit des Patienten miteinbezogen, seine Wahrnehmungsfähigkeit, seine psychische Belastbarkeit und seine Altersstruktur. Um die besten Behandlungserfolge zu erzielen, arbeitet der ayurvedische Arzt integrativ mit der Schulmedizin zusammen. So erfolgen auch Laboruntersuchungen des Blutes und des Urins sowie apparative Untersuchungen (z. B. Ultraschall).

Hinweis

Bezüglich der im Folgenden gemachten Ausführungen darf der Leser darauf vertrauen, dass die Autorin große Sorgfalt darauf verwendet hat, dass die Angaben in diesem Buch dem neuesten Stand der Wissenschaft entsprechen. Die Erkenntnisse in der Medizin und Pharmazie sind jedoch niemals statisch, sondern unterliegen einem fortlaufenden Entwicklungsprozess. Alle Angaben können von daher immer nur dem aktuellen Wissensstand zum Zeitpunkt des Erscheinens des Buchs entsprechen.

Deshalb kann die Autorin für die gemachten Angaben und Empfehlungen keinerlei Verantwortung und Gewähr übernehmen. Die Durchführung der in diesem Buch empfohlenen Anwendungen erfolgt auf eigene Gefahr des Benutzers. Die Autorin übernimmt keine Haftung für Personen-, Sach- und Vermögensschäden aufgrund der Umsetzung der hier erteilten Ratschläge.

Die drei Doshas – Grundprinzipien des Lebens

Die ayurvedische Philosophie basiert auf den drei Doshas Vata, Pitta und Kapha. Die Doshas werden auch als Basis aller Lebensenergie angesehen. Gleichzeitig stellt die Dosha-Theorie die Grundlage für die individuelle Ayurveda-Behandlung dar. Die Doshas (wörtlich übersetzt bedeutet Dosha Fehler, Übel) sind die drei Grundkräfte des Lebens, sie kommen in jedem Lebewesen in unterschiedlicher Ausprägung vor. Das persönliche Verhältnis der Doshas ist schon bei der Geburt festgelegt, durch Fehlernährung, ein schlechtes soziales Umfeld oder belastende psychische Ereignisse kann die individuelle Dosha-Ausprägung aus dem Gleichgewicht geraten. Die Harmonie der Doshas untereinander ist jedoch entscheidend für die physische und psychische Gesundheit eines Menschen. Hierbei kann eines der Doshas von Geburt an stark überwiegen.

Erst wenn das Gleichgewicht der Doshas in Relation zur Konstitution verschoben ist, liegt ein krankhafter Zustand vor. Weiter entspringt nach ayurvedischer Philosophie alles, also auch jeder Mensch und jedes Tier – und damit auch alle Doshas - den fünf Elementen Erde, Wasser, Feuer, Luft und Äther. Nicht nur Lebewesen, sondern sogar das gesamte Universum, besteht aus diesen fünf Elementen.

Die drei Prinzipien des Lebens (die Doshas) kann man folgendermaßen charakterisieren:

- Vata (Luft, Äther): Das Bewegungsprinzip
- Pitta (Feuer und Wasser): Das Feuer- bzw. Stoffwechselprinzip
- Kapha (Erde und Wasser): Das Struktur-prinzip

In einem gesunden Organismus befinden sich die Energien in dem bei der Geburt bestimmten harmonischen Gleichgewicht, ansonsten können Störungen oder gar Krankheiten ausgelöst werden.

Nur selten gibt es Dosha-Konstitutionen mit nur einem charakteristischen Dosha. Die meisten Menschen werden von zwei Doshas bestimmt. Sind alle drei Doshas gleichermaßen ausgeprägt, spricht man von einer Tridosha-Konstitution. Um bei einer gestörten Dosha-Ausprägung die rechte Balance wiederherzustellen, werden bspw. bestimmte Ernährungsvorschriften, pflanzliche Arzneimittel, eine Änderung der Lebensweise sowie bestimmte Reinigungsverfahren (Panchakarma) verordnet. Wie das richtige Verhältnis der Doshas zueinander sein sollte, wird mitunter zusätzlich aus dem astrologischen Horoskop des Patienten (Prakriti-Analyse) abgeleitet. Die drei Doshas des Ayurveda sind am ehesten dynamischen Prinzipien vergleichbar, die den gesamten Energiehaushalt in einem lebenden Organismus regeln.

Die Tridosha-Theorie stellt die Grundlage des Ayurveda dar, aus der heraus alle normalen und abnormalen Funktionen und Aktivitäten im menschlichen Organismus verstanden werden müssen.

Vata (Luft, Äther): Das Bewegungsprinzip

Vata (Sanskrit: bewegen) ist das Prinzip der Bewegung, der dynamischen Kraft, die alles in Fluss bringt. Vata reguliert die Bewegungsabläufe im Körper, es ist verantwortlich für Bewegung und Aktivität. Weiter ist es essentiell für den Körperbau und alle Gewebestrukturen. Vata ist zuständig für die Weiterleitung von Impulsen, ferner für die Bewegung von Herz, Lunge, Magen und Darm. Vata ist entscheidend für die Zellteilung und Differenzierung der Organe. Vata ist ferner treibende Kraft bei allen körperlichen und mentalen Aktivitäten. Das Prinzip Luft steht ferner für Veränderung. Vata-Typen sind oft sehr groß oder sehr klein. Sie sind meist eher schlank und schmächtig und nehmen nicht zu. Die Haut und die Haare sind oft trocken, das Gesicht ist länglich, die Augen sind oft klein.

Vata-Typen frieren oft, besonders an den Händen und Füßen, deshalb haben diese meist eine Abneigung gegen kaltes und windiges Wetter. Vata-Typen sind künstlerisch veranlagt, begeisterungsfähig, sensibel. Man sagt ihnen eine schnelle Auffassungsgabe nach. Sie lieben Abwechslung, haben viele Ideen, bringen aber Dinge oft nicht zu Ende. Generell können sie gesetzte Ziele oft nicht ein- und durchhalten.

Sie sind vielfach hektisch, nervös und sprunghaft. Sie sind häufig wechselhafte Wesen mit unregelmäßiger Lebensführung, weshalb sie auch oft eine ausgesprochene Reiselust haben. Vata-Typen leiden häufig unter Verdauungsstörungen und Obstipation. Daher wird Vata-Typen regelmäßiges Essen mit warmen und nährenden Mahlzeiten empfohlen.

Pitta (Feuer und Wasser): Das Feuer- bzw. Stoffwechselprinzip

Pitta (Sanskrit: erwärmen) ist das Prinzip der metabolischen und biochemischen Aktivitäten sowie der Stoffwechselprozesse. Pitta bildet Körpergewebe, ist weiter für die Körpertemperatur und die Sehkraft zuständig. Pitta-Typen haben ein starkes Verdauungsfeuer und neigen deshalb oft zu Heißhunger, sie vertragen kalte und warme Speisen. Pitta-Typen sind häufig muskulös und von mittelschwerem Körperbau, sie haben eine hohe Verdauungs- und Stoffwechselaktivität. Pitta-Typen zeichnen sich durch mittlere Auffassungsgabe und ein durchschnittliches Gedächtnis aus.

Sie sind oft gute Redner und geben Erlerntes systematisch weiter. Weitere Eigenschaften sind Mut, Durchsetzungsvermögen, Ehrgeiz, Leidenschaft, Intellekt, Klarheit der Gedanken, Tapferkeit, Hang zum Perfektionismus und Heiterkeit.

Jedoch neigen sie auch häufig zu Ärgerlichkeit, Hast und Ungeduld. Sie lieben kalte Speisen und Getränke. Am liebsten halten sie sich am Meer oder in den Bergen auf. Körperliche Betätigung ist für Pitta-Typen wichtig.

Kapha (Erde und Wasser): Das Struktur-prinzip

Kapha (Sankskrit: zusammenhalten) steht für die biologische Stärke des Körpers, weiter für die Regulation der Körperflüssigkeiten und das Zusammenhalten von Körperstrukturen und Gelenken. Kapha steht auch für statische Energie und Trägheit, diese verleiht dem Körper Festigkeit, Stabilität und Stärke. Kapha-Typen neigen zu geringem Hungergefühl, zu langsamer Verdauung sowie niedrigem Grundumsatz, weshalb sie bei unzureichender Bewegung zu Übergewicht tendieren. Weiter ist der Schlaf bei Kapha-Typen oft tief und lang, die Haut glatt und fettig, das Haar eher kräftig. Kapha-Typen zeichnen sich durch Verlässlichkeit, Geduld und Ausdauer aus, weiter durch Seelenstärke, Liebenswürdigkeit und Bedürfnislosigkeit.

Sie sind geistig aktiv und haben ein gutes Langzeitgedächtnis. Sie gehen die Dinge oft langsam und bedächtig, aber methodisch und geplant an. Sie sind ruhige und beständige Persönlichkeiten, die zu ihrem Wort stehen. Weiter neigen sie oft zu Melancholie. Sie sind sehr überlegt, bedacht, aber auch lethargisch. Oft sind sie der sprichwörtliche Fels in der Brandung.

Es gibt zahlreiche Tests im Internet, nach denen man die individuelle Konstitution ermitteln kann. Solche Tests können Tendenzen aufzeigen, aber keine professionelle Diagnose ersetzen. Zur professionellen Diagnose durch einen Ayurveda-Arzt gehört neben der Anamnese auch die Pulsdiagnose, das Betrachten des Körperbaus, der Zunge, der Augen usw.

Panchakarma - Reinigungs- und Entgiftungstechniken im Ayurveda

„Wie ein Schwamm Wasser aufsaugt, so werden Verunreinigungen durch die Verfahren des Panchakarma mühelos aus dem Körper ausgeschieden."
(Charaka Samhita, ayurvedisches Lehrbuch)

Panchakarma ist im Ayurveda die wichtigste Phase zur Wiederherstellung der Lebensenergie, vorausgehend sind vorbereitende, mobilisierende Anwendungen (Purva-Karma). Im Anschluss an die Panchakarma-Kur folgt eine Stabilisierungsphase (Paschat-Karma). Eine gründliche Reinigung und Entgiftung des Körpers ist im Ayurveda Voraussetzung für tiefer greifende Heilungsprozesse.

Ende der Leseprobe

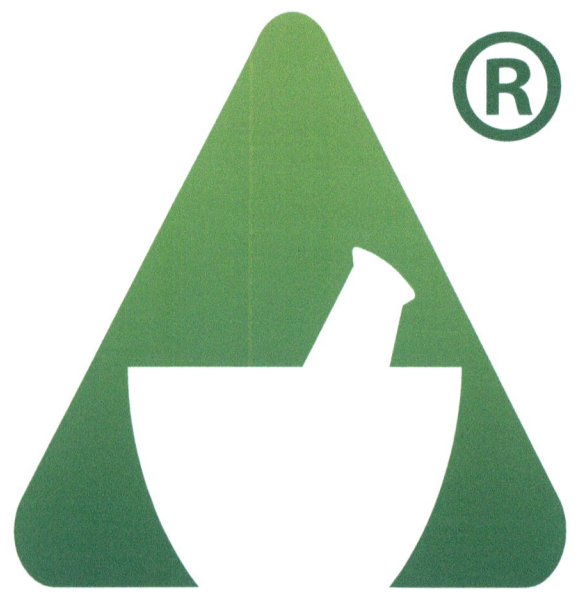

Qualität & Kompetenz
im Zeichen des Mörsers
von Ihrer Apothekerin

Dr. Angela Fetzner